人生をゆるめたら自分のことが好きになった

精神科認定看護師
小瀬古伸幸 著
穂の湯 イラスト

KADOKAWA

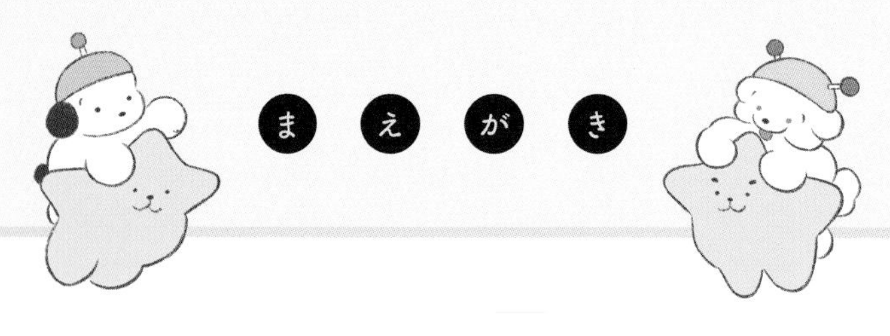

まえがき

休みが終わる週末。なんだか憂うつになり、気持ちが落ち着かない。何があったんだろうと振り返ると、友だちとくらべて「なんて自分は劣っているんだ」。そう考えている自分に気づきます。SNSの投稿は、華やかで充実した生活ばかり。自分とは真逆の時間を過ごしているように見えて気持ちが下がるのに、チェックするのをやめられません。わけもなく悶々とした時間だけが過ぎ、昨夜も3時すぎまで、友だちのSNSを開いては閉じということを繰り返していました。

休み明け、リアルで顔を合わせても、まぶしすぎる輝きを感じてしまう。そのたびに自分の劣等感は大きくなり、何も話せなくなってしまいます。「少し距離をおいたほうがいいのかな」。そんなことも考えてみたけど、「嫌われるかもしれない」という思いがそうさせてくれません。微妙な空気に包まれ、居心地の悪さを感じます。

それからはSNSを開くたびに惨めな気持ちになり、自分を認められない日々。そんな自分を変えたいと思っても、気づけばまた誰かと比較しています。ついには「自分になんて価値がない……」と思うようになりました。

自己紹介が遅れました。小瀬古伸幸と申します。奈良県で精神科に特化した訪問看護を実践している看護師です。看護師というと、病院で治療のサポートをする職業というイメージをもたれていると思いますが、実際には病院以外のキャリアもたくさんあるんです。たとえば、グループホームやデイサービスなどの施設、行政機関、保健所、企業の産業看護師など。これもほんの一部です。その中で私は、在宅医療における精神疾患のある人のケアを専門としています。わかりやすくいえば、心のケアですね。それを病院ではなく、自宅に訪問して実施しています。「カウンセラーとどう違うの？」とよく聞かれるのですが、心の動きそのものを扱うのではなく、精神症状に影響を受けた生活へアプローチする。ここに違いがあるのではないかと思っています。

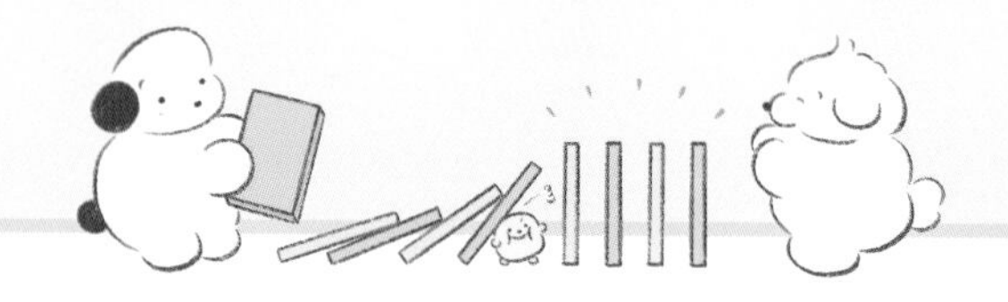

冒頭で紹介した物語は、私がお会いした相談者のひとりが話してくれたものです。特定の人を指した物語のように見えて、実はそうではありません。というのもSNSを職場に変換し、友だちを後輩、同僚、上司などに置き換えてみる。すると、そのディテールはかわるものの「人と比較して苦悩している」という意味では共通しています。そして、この苦悩の背景にも、また共通性があります。それは、「人生に圧をかけなければいけない、あるいはかけられている」という状況です。その正体は自分自身の思考のこともあるし、環境によることもある。あるいは傷つけられた経験から、臨戦態勢をとることによる自己防衛なのかもしれない。そこには、人生のゆるみをもたせない硬さがあります。

そんな心を少しでも解きほぐしラクにするには、人生をゆるめる方向を見いだし、いかに心の波を乗りこなしていくか、ということが大切です。先ほどの物語の転換期になったのも、そこでした。自分の価値はSNSに映る華やかさでもなければ、フォロワーの数でもない。人と比較して負けたとしても自分の価値が下がるわけではない。そこに気づいたとき比較の圧から解き放たれ、「今の自分でいいんだ」と思えるようになりました。

ぼやけた視界が少しずつ開かれ、「大丈夫な私」が戻ってくる。それが私から見えるケアの風景です。この本を読んだ人にも同じ体験をしてもらえるよう、普段私が実践しているケアのメッセージを落とし込みました。

各テーマでは、悩みを細かく分け、視界の広がりをもてる解説と、心が疲れていても取り組めるワークを準備しています。だから最初から読まなくても問題ありません。まずは目次を開き、読みたいと思った箇所を読む作業を繰り返してください。その積み重ねが、心の消耗を防ぎ、荒ぶる波を乗りこなす力になるはず。さあ「大丈夫な私」を取り戻す時間の始まりです。

CONTENTS

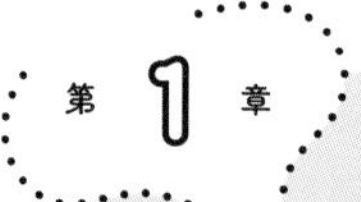

自分に対してのジレンマ

こんな自分、もういやになっちゃった

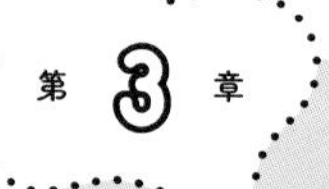

第3章 仕事に関する困りごと

人間関係も仕事内容もモヤモヤ…

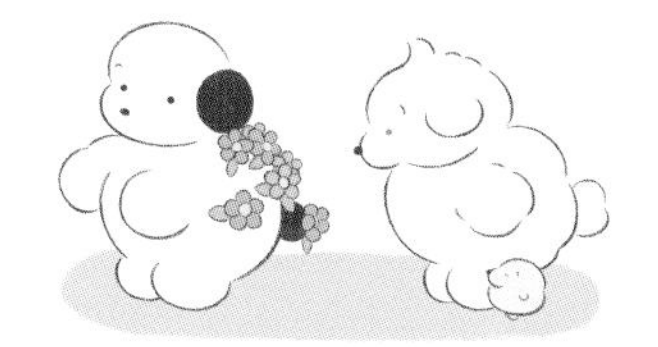

dilemma

第1章

自分に対しての
ジレンマ

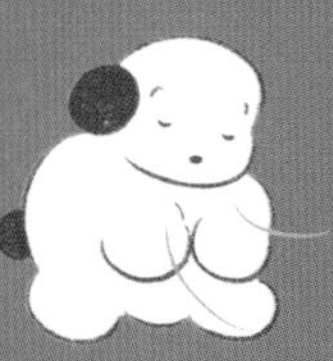

こんな自分、
もういやになっちゃった

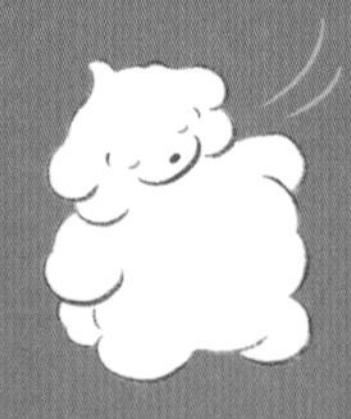

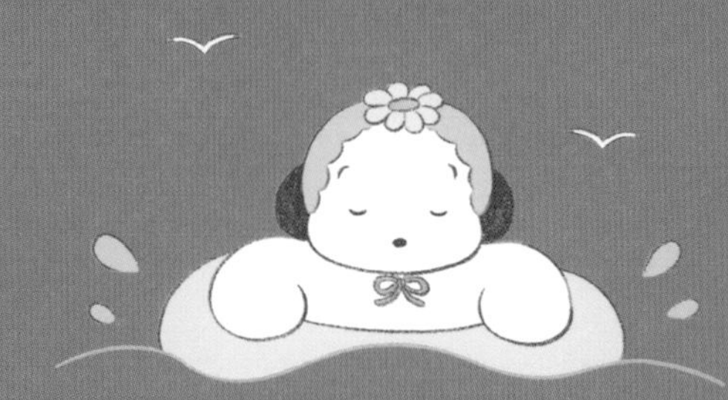

vith

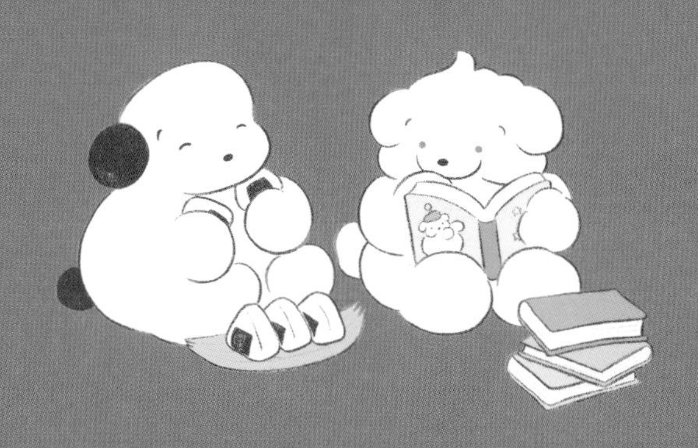

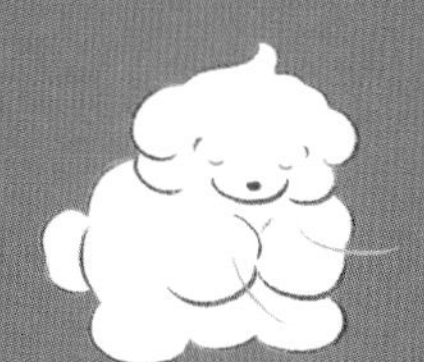

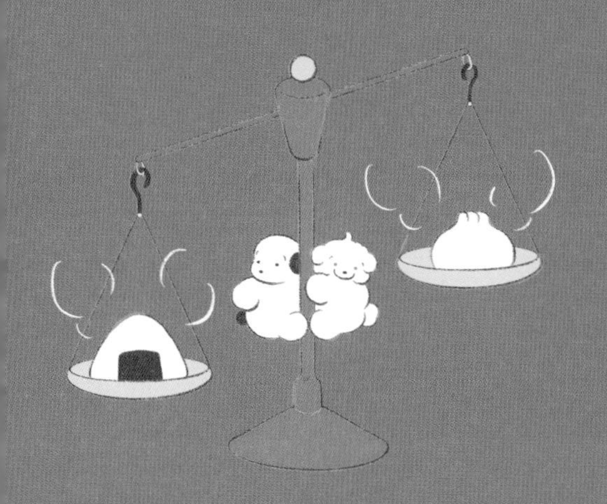

「こうなりたい」という理想はあるのに、できない自分に毎日落ち込んでしまう。私たちは、理想と現実のギャップが受け入れがたいとき、自分を必要以上に責めてしまうことが多くあります。どうすれば、ありのままの自分を認められるようになるのでしょうか。

myself

case 1

自分は役立たずでダメな人間だ

ありのままの自分にOKを出す練習を

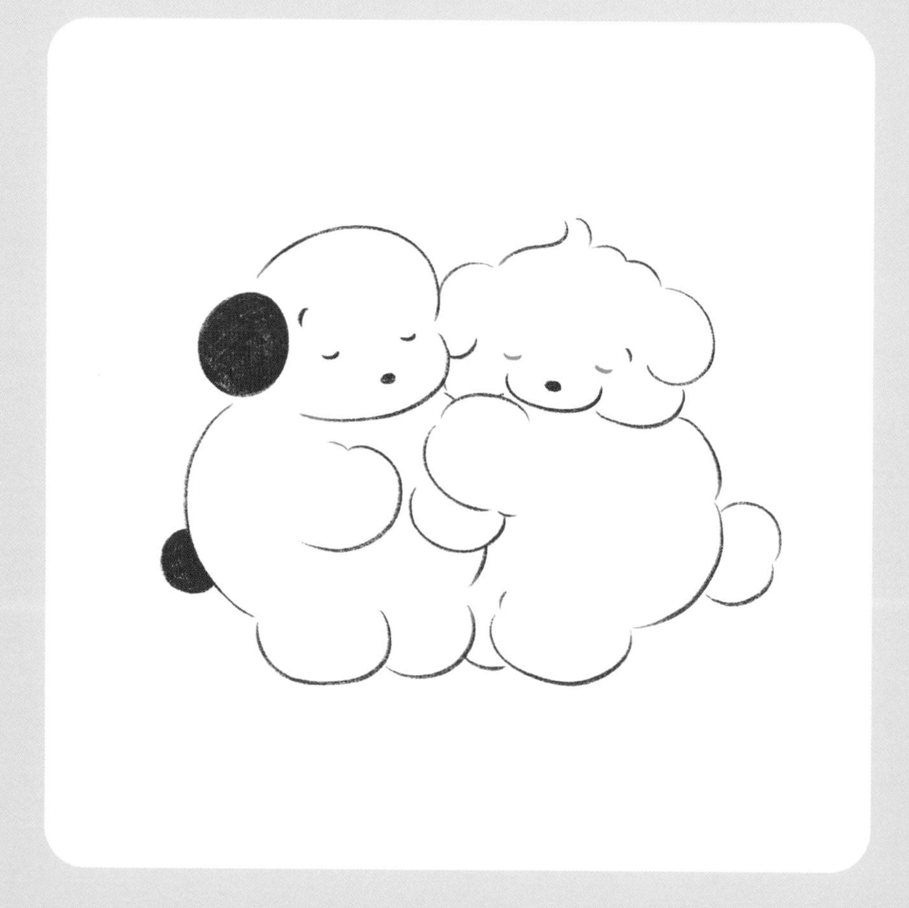

役に立つことがあなたの価値ではありません

人間の価値って、何でしょう？　役に立たないから価値がないと感じる……ということは、「役に立つこと＝価値」と言い換えることもできます。

しかし、本当にそうでしょうか。「役に立ったかどうか」は、行為そのものがもつ意味ではなく、結果でしかないのでは……？

Ａさんが、電車でお年寄りのＢさんとＣさんに席を譲ろうとしたとします。足腰が弱っているＢさんは、喜んで座ります。Ａさんは、Ｂさんの役に立ったことになります。

でも年寄り扱いされるのがきらいなＣさんは、迷惑そうに断ります。Ａさんは、Ｃさんの役に立てなかったことになります。

Ａさんのしたことは同じなのに、相手によって受け止め方が違うわけです。これを「価値」とするのは無理があると思いませんか？

本来、価値というのは他人によって決められるものではなく、私たち全員に備わっているもの。誰かの役に立つかどうかで左右されることはないんです。

赤ちゃんが生まれると、まわりの人間は喜んだり、感動したりしますよね。それは赤ちゃんが何か役に立つことをしたからではなく、「ただ、そこに生きている」という事実がとても尊いものだからです。大人になっても、私たちの価値は生まれたときと変わりません。

ありのままの自分にOKを出せるようになって

自分には価値がない、という気持ちには、子どもの頃の経験が関係していることが少なくありません。自分の頑張りを認めてもらえない、結果を出さないとほめられないなど、家庭や身近な大人の関わり方が影響を及ぼすこともあります。

自分の価値を認められる気持ちには多くの要因が関わっており、一気にかえられるものではありません。まずはほんの数秒でもいいので、「こんな自分でもまあいいか」と思えることを目指しましょう。

人の価値は「ある」「ない」に分けられるものじゃない

第一歩として、自分の中の「価値の定義」を見直しましょう。価値とは、「ある」「ない」に二分されるものではありません。白から赤へ色合いがかわっていくグラデーションをイメージしてください。

真っ白や真っ赤に当てはまる人は超少数派。ほとんどの人は、ピンクのゾーンに属しています。そして、色の濃さと価値の高さはまったく関係ありません。薄いピンクにも濃いピンクにも、それぞれの美しさがあるからです。

ありのままの自分を見て、自分にできていることに気づいてください。自分の色を見つけ、その色の美しさを感じてください。

WORK

落ち込んでいる自分との対話

1～2の順に作業し、落ち込んでいる自分にやさしく接する練習をしてみましょう。

1 「自分には価値がない」と感じる自分に名前をつけます。

［例］ナシ子

2 名前をつけたその子に話しかけます。
日常会話でも構いません。

［例］「おはよう、ナシ子ちゃん。聞こえる？」

ナシ子ちゃんが落ち込んで、泣いているとき

ナシ子　　自分

◎
- どうしたの?
- 私に何かできることはあるかな
- 今日は天気がよかったね

- そんなことで泣いちゃダメだよ
- 大人なのに情けないよ

POINT

初めは演技のようでバカバカしいかもしれませんが、自分の言葉をいつもそばで聞いているのは自分。だからナシ子ちゃんにかける言葉は、実は自分で自分を認める言葉としてインプットされていきます。

case 2

悪口やグチで頭がいっぱい

コップがあふれる前に ネガティブを追い出そう

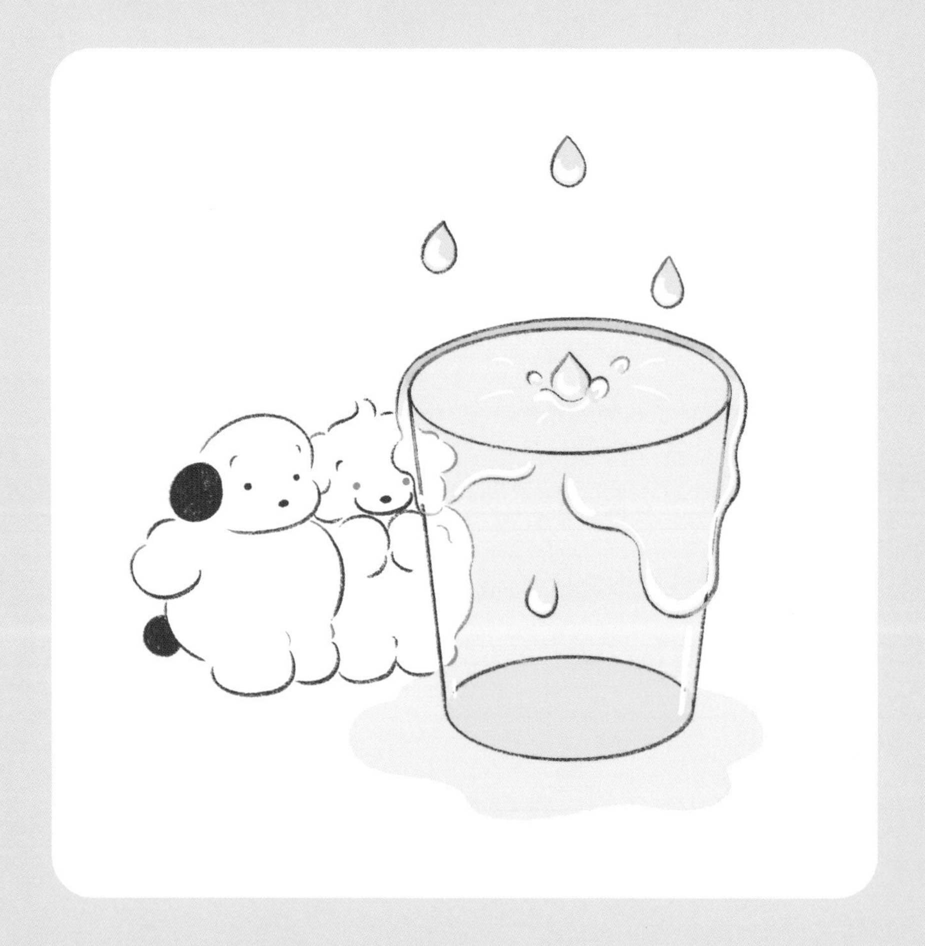

悪口やグチは本当にいけないこと…？

いやなことが頭から離れず、気持ちを切り替えようとしても、浮かんでくるのは悪口やグチばかり……。こんなときって、とてもモヤモヤしますよね？

私たちは大人になると、他人を悪く思ったりグチをこぼしたりするのを「よくないこと」と考えるようになります。いやなこともグッと呑み込み、いつも他人にやさしくできる人こそ立派な大人！　という価値観も世間に定着しています。

そのせいで、グチをこぼしたくなる自分を「ダメな人」と思ってしまう。すると、モヤモヤはさらに深まっていくばかりです。

こんなときに必要なのは、立派な大人を目指してつらさに耐えることではありません。心にスペースをつくることなんです。

ネガティブを外に出すから新しいものを入れられる

私は、人の心を「器」のようなものとイメージしています。200㎖しか入らないグラスに300㎖の水を注いでもあふれてしまうように、心も容量が決まっています。

心という器が、ネガティブな思いでいっぱいになっているところを想像してください。そのままでは、新しいものを入れる余地はありません。まずは、ぎっしりつまっているものを外に出さなければ！

ネガティブな思いを外に出す方法は、意外にシンプル。感じたことを率直に口に出せばいいんです。ちょっとしたグチなら身近な人に聞いてもらうという方法もありますが、人には言いづらいこともありますよね。だから、いちばんのおすすめは「書く」ことです。

他人に見せるわけではないので、何を書いても構いません。たとえ人の悪口であっても、罪悪感を覚える必要はありません。むしろ中途半端なところでやめず、徹底的に出しきることが大切です。**「もう悪口は思いつかない！」というところまで出しきると、心の器にスペースができます。そこに新しい視点や感情を受け入れ、収めることができるようになるのです。**すると、「まあでも、部長は私に期待しているから厳しいのかな」など相手の視点に立った捉え方もできるようになってきます。

心の容量は人それぞれで、いいも悪いもない

心の器の容量は人それぞれで、小さいのが悪い、大きいのがよいというわけではありません。片付け上手な人は、狭い部屋でも快適に暮らすことができますよね？　心との向き合い方も同じです。

大切なのは、常に新しい考えを受け入れるためのスペースをつくっておくこと。自分の心の容量を知り、いっぱいになる前にネガティブな思いを外に出していくことを心がけましょう。

HINT

「心の器」をイメージしてみる

心の器からネガティブな思いを外に出す様子を図で確認しましょう。

ネガティブな思いでいっぱいなとき

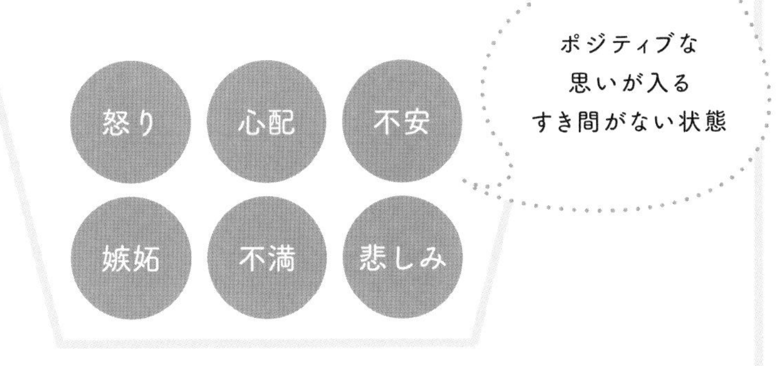

ネガティブな思いを外に出したとき

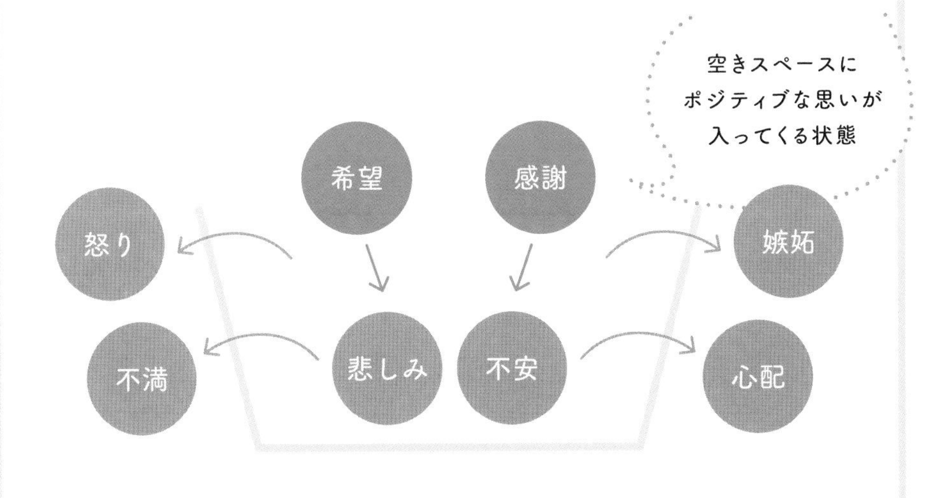

case 3

ストレスで何も手につかない

「ひとやすみ」が必要なサインかも

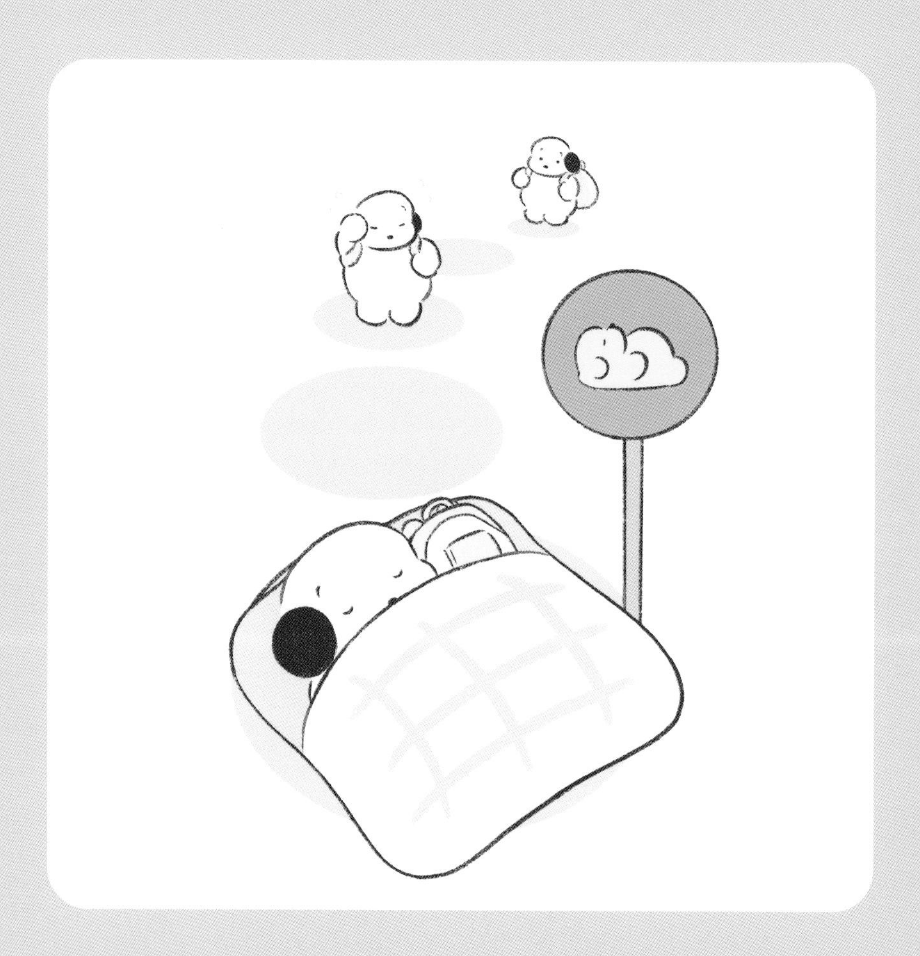

ポジティブな変化もストレスになる

ストレスの正体とその影響は、よく風船にたとえられます。ふくらませた風船を押すと、ぐにゃっと変形しますよね？　このとき、手で加えている圧力がストレス。圧力によって不自然な形になっている風船が、ストレスにさらされたときの心です。

「ストレス＝つらいこと」というイメージがありますが、実際にはあらゆる出来事がストレスになります。そして、心への圧力を生み出すのは「変化」です。**ネガティブな変化だけでなく、自分にとってうれしいことや楽しいことがストレスになる場合もあるのです。**

心の強さとは「しなやかさ」のこと

よく、「心が強い・弱い」という言い方を耳にします。「強い」という言葉からは「硬くて丈夫なもの」を連想しますが、心の強さを表す場合はイメージが少し違います。

しっかりと真っ直ぐ伸びた木の枝となよなよとした柳の枝では、一見、木の枝のほうが強く見えます。でも、強い風が吹いたときや雪が降ったときのことを想像してみてください。強そうな木の枝は耐えきれずにポキッと折れてしまうことがあるけれど、柳は折れにくい。「柳に雪折れなし」という言葉があるように、風にあおられて大きくしなっても、元の姿に戻ることができます。

心を守るためには、柳のようなあり方が理想です。生きていくうえで、ストレスをなくすことは難しい。だから、激しい風にも折れないしなやかさをもつことが、「心の強さ」につながります。

複数の変化が重なるとストレスが大きくなる

心当たりがないのに疲れてやる気が出ない、わけもなく気分が落ち込む、頭がボーっとする……。こんなときは、折れる寸前まで枝がしなっている状態かもしれません。枝に加わっている圧力＝ストレスを減らすのが最優先です。

まずは、最近あった「変化」を思い出してみてください。ストレスが大きくなりやすいのは、「結婚＋転職した」のように複数の変化が重なったときです。とくに、新しいことを始めてから3カ月以内に別の変化が起こると、心への負担が大きくなると言われています。

ストレスに適応する力は、人それぞれです。心の疲れを感じるのは、自分にとって変化が多すぎるからかもしれません。**根性を出して頑張るのではなく、仕事や家事など、日々のタスクを減らしてみてはいかがでしょう。**

気力・体力に余裕ができれば、少しずつ状況になじんでいけるはず。また、こうして自分なりに対処した経験によって、心のしなやかさが増すことになり、ストレスに適応する力も高められていきます。

WORK

やるべきことを整理する

1～3の順に作業し、タスクを整理することで心身の負担を軽くしましょう。

1 今、やらなくてはいけないタスクを考えます。

例

家事	仕事
・キッチンの掃除	・打ち合わせ資料の作成
・洗濯	・後輩の仕事のサポート
・食事の準備	・明日の会議資料の印刷
・ゴミ出し	・メールの返信

2 その中で、やらなくても心身の健康維持や日々の暮らしに支障がない、もしくは人に任せられると思うタスクを消します。

例

・キッチンの掃除
理由 今すぐやらなくてもOK

・洗濯
理由 まだ服はあるから大丈夫

・後輩の仕事のサポート
理由 後輩一人に任せても問題なさそう

・明日の会議資料の印刷
理由 サポートスタッフにお願いする

3 残ったものに優先順位をつけます。

例

1 食事の準備
2 ゴミ出し
3 メールの返信
4 打ち合わせ資料の作成

POINT

3の作業をするときも、心身の健康維持や日々の暮らしに関わることは優先順位を高くします。7時間以上の睡眠、1日2回以上の食事、軽い運動、作業の合間の休息時間などを優先して、タスクを調整しましょう。

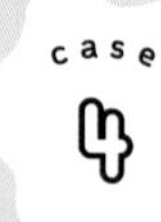

すぐに感情的になってしまう

自分だけの応急処置を用意しておこう

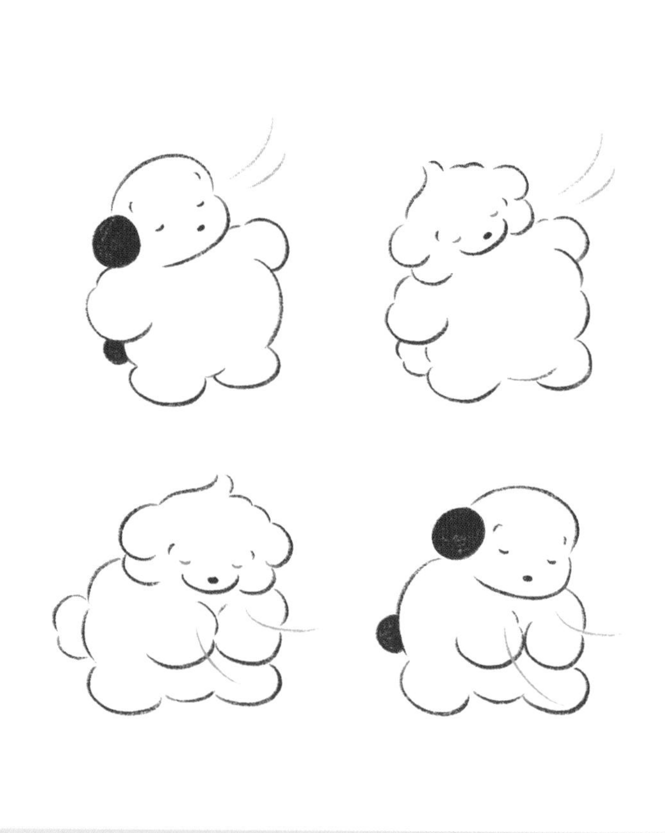

わき上がる感情を抑えつけると心が不調に

私たちは、怒りや悲しみ、喜びなど、さまざまな感情を抱きます。そして、感情は表情やしぐさに表れます。こうした反応には脳の奥にある大脳辺縁系（喜怒哀楽などの感情を司る部位）が関わっており、意思の力ではコントロールすることができません。

つまり、カチンときた瞬間、ムッとした顔になってしまうのは自然な反応なんです。ただしその後は、場面に応じて感情の表し方を調節している人が多いのではないでしょうか。

同じ体験をしても、人によって生じる感情の種類や強さは、それぞれです。個々人が感情のままに振る舞っていたらトラブルが多発するでしょう。

ただし前述したように、感情は意思の力では制御できないわけです。どれだけ「感情を抑えよう」と頑張っても、それは無理なこと。それを続けてしまうと、自然にわき上がるものを抑えつけることになるので、心の不調につながることもあります。では、どうすればよいのか。**私たちにできるのは、自分の中に芽生えた感情をどのように処理していくか、という部分**です。

対人関係に影響を及ぼすのは、おもにネガティブな感情だと思います。それをうまく処理するためには、前もって対処法を用意しておくことが有効です。

感情がたかぶったときにとるべき行動を決めておく

いちばんのおすすめは、その場を離れることです。たとえば上司からのメールを読んでイラッとしたとき、そのままパソコンの前にいるとイライラは募るばかり。できればいったんパソコンを閉じて席を立ち、少し歩き回ったりストレッチをしたりしてみてください。

その場を離れると、イライラの原因から物理的に距離をおくことができます。またストレッチをすることで一時的に体に注意が向くので、冷静さを取り戻す助けにもなります。

その場を離れるのが難しい場合は、目をつぶって5つ数える、深呼吸をする、など、どこにいてもできる方法を試してみましょう。

対処法を探す際のポイントは、考えなくても「すぐにできるもの」であることです。あれこれ考えてから実施する方法だと、イライラ、モヤモヤした感情を抱えているときには行動に移しにくいからです。「カチンときたら深呼吸」のように、いざというときに「あれこれ考えなくてもすぐにできる対処法」をいくつかリストアップしておくとよいでしょう。

ただし、1点だけ注意点があります。「壁をたたく」「ものを投げる」など暴力的な方法は、一瞬すっきりするかもしれませんが、繰り返すうちに行動がエスカレートしていきます。**その場を離れる、数を数えるなど、「静かな対処」を心がけてください。**

HINT

感情的になったときの応急処置

気持ちがたかぶってきたのを感じたときに、自分に合いそうなものを試してみましょう。

おすすめの応急処置

- 体の一部に力を込め、5秒キープしてから一気に力を抜く
- やわらかいボールなどをギュッと握る
- 自分の体（膝、腕、手など）に触れ、なでる
- 目をつぶって5つ数える
- 胸に手を当ててゆっくり深呼吸をする
- ぬいぐるみなどやわらかいものを抱きしめる
- すぐに返信、返答せずにその場から離れる

避けたい応急処置

- ものを投げる
- 自分やものをたたいたり、つねったりする
- だれかに暴言を吐く
- ヤケ酒をする

POINT

自傷行為や飲酒など依存性のある対処はエスカレートしていくのでできるだけ避け、自分も他人も傷つけない対処を心がけましょう。

case 5

いつも自分を責めてしまう

自分には見えていない成果があるんだよ

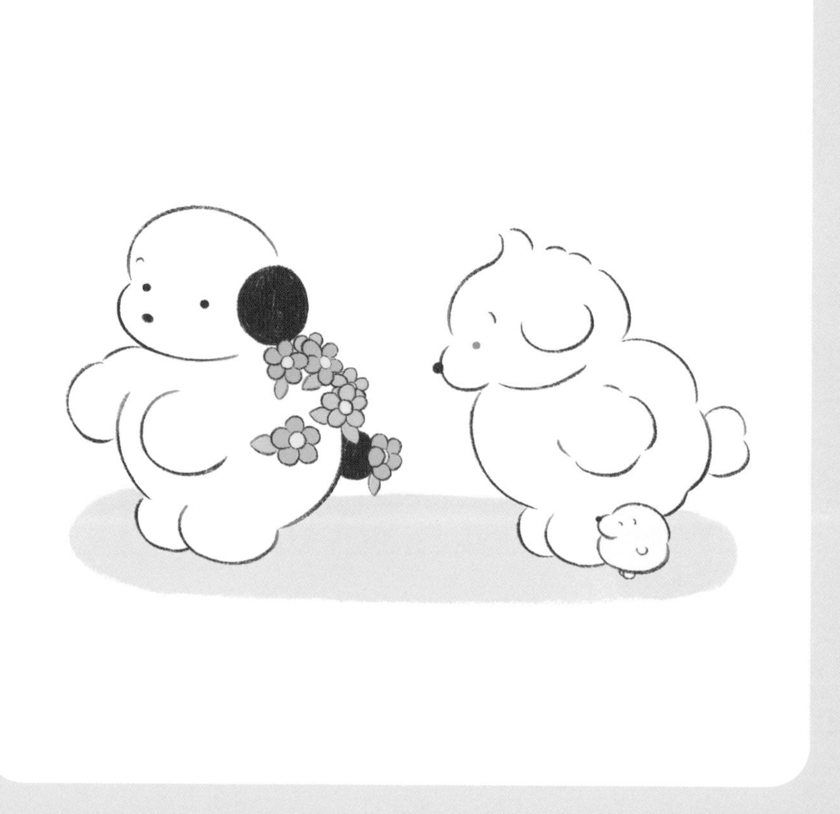

なんでも「自分のせい」だと思わなくていい

仕事で小さな失敗をしたとき、それをどう受け止めるかは人によって違います。「やっちゃった。まあでも、だれにでも失敗はあるから。テヘ」ですませる人もいれば、「今日の失敗を次に生かそう」と考える人もいるでしょう。

失敗の原因を見きわめて改善につなげることは、もちろん大切です。でも**反省を通り越して自分を責めてしまうと、必要以上に苦しい思いをする**ことになります。

失敗したのは、資料の確認が不十分だったからだ。もっとていねいにしなければならなかったのに。残業してでも昨日のうちに確認をすませておくべきだった。手抜きをした私がいけないんだ……。

すべてを自分のせいだと考えてしまうと、小さなミスも、深刻に感じられてきます。これでは、自分で自分を追いつめてしまいます。

「べき思考」が視野を狭めてしまう

やたらと自分を責めてしまうのは、「〜するべき」という「べき思考」にとらわれているからでしょう。「べき思考」は、「答えはひとつ」という自分の思い込みから生まれています。

仕事には全力で取り組むのが、唯一の正解。99％の力で頑張ったとしても、1%足りない！　だから失敗したとき、「手抜きをした自分はダメな人間だ」などと極端な受け止め方をしてしまうのです。そうなると、当然ながら視野は狭まっていきます。

でも世の中を見渡せば正解がひとつということのほうが稀です。仕事に全力を尽くすのは、もちろん間違いではない。でも、ほどほどに頑張ることだって間違いではないんです。

しかし、**「べき思考」にとらわれたまま自己評価してしまうと、自分の作り出した正解が唯一の基準となり、どのような結果であっても、その正解からの引き算になってしまいます。**

自分の「できている部分」に気づくことも大切

「べき思考」にとらわれると、自分は「ぜんぜんダメ」だと思い込んでしまうこともあります。自分に課した正解が100点としたら、そこに到達しなければ0点、となってしまうのです。しかし、事実をよく確認すると、他人から見れば十分合格ラインに達していることもあります。

まずは31ページのワークを活用して、事実から「自分ができているところに気づく！」という体験をしてみましょう。

少しでもできている事実がわかれば、エンドレスな自責の念から抜け出すことができ、「現在地からどうしていくか？」という発想も生まれやすくなりますよ。

WORK

「できている自分」を発見する

1～4の順に作業し、自分が気づいていない成果に目を向けてみましょう。

1 自分が「できていない」と感じたことを挙げます。

［例］資料の作成に手間取り、先輩まで残業させてしまった。

2 1で挙げたことは、自分の理想を100点とした場合、何点ぐらいか考えます。

［例］20点

自分のスキルが足りないせいで、先輩に迷惑をかけてしまって申し訳ない。

3 1について、自分が「できていること（事実）」を挙げます。どんなに小さなことでも構いません。

［例］きちんとチェックしたので、数字の誤りはなかった。
先輩に「読みやすい」と言ってもらえた。

4 1で挙げたことについて、もう一度評価します。

［例］60点

コツコツと丁寧に作業できるのは自分の長所かもしれない。

case 6

やりたいはずのことができない

エネルギーを補充して行動に移す準備を

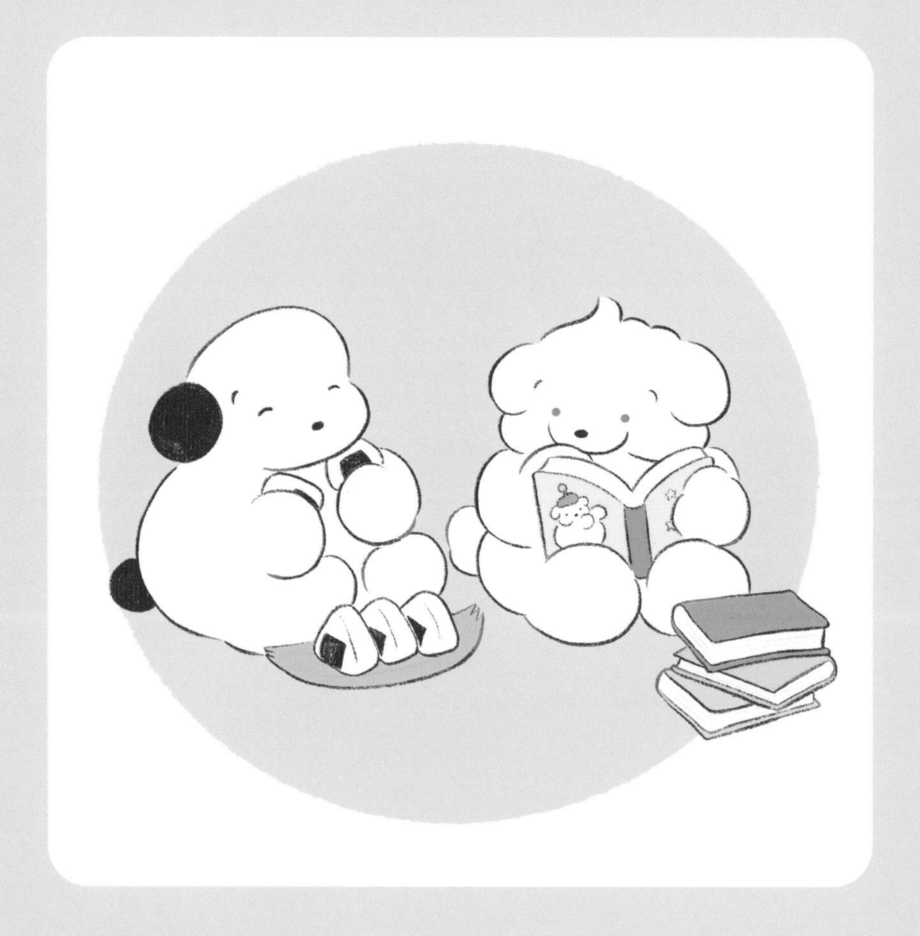

やりたいことをすぐに始められるしかけづくりを

やりたいことはいろいろあるのに、いざとなると家でゴロゴロしているだけ、なんて経験はだれもがしているはず。やりたいことをするためには、ちょっとしたコツがあります。それは、**すぐに行動に移せるしかけをつくっておくこと**です。

たとえば旅が好きなら、いつ行けるかわからなくても、「行きたい！」と思ったときに旅の行程表をつくっておきましょう。行き先を決めて、交通手段を調べて、どこに宿泊して、何を食べて……。これだけでもワクワクしてきますよね。この準備さえしておけば、不意に休暇がとれたときに迷わず出発することができます。

身近なことであれば、生活の中で「いつやるか」を決めておくのも有効です。私の場合は、本を読む時間。「夜9～10時は読書」と決めてからは、1カ月に読める本の冊数が数倍になりました。

やりたいことをする前に充電が必要なこともある

やりたいことに取りかかれないときは、休息が足りているかどうかも考えてみましょう。心や体がエネルギー不足だと、積極的に何かをするのは難しいもの。「やりたいこと」はいったん横におき、休んで充電することを優先してください。

「休む」といっても、横になってはいるものの仕事のことを考えて焦っていたのでは、休んだことになりません。大切なのは、心を休めること。まずは、自分に合った休み方を考える必要があります。

私にとって効果的なのは、スマホの電源を切り、15分ほど外の空気や景色を感じながら散歩したり、ドリップコーヒーをいれて香りを楽しんだりすること。横にはなっていませんが、心が休まる刺激を取り入れているので、「充電完了！」という気分になれます。

以前は、「休む時間がもったいない！」と成果につながる行動ばかり考えていました。でも、**休むことを意識するようになってから、充電する時間をもつほうが効率がよいことを実感。**今では、忙しいときほど、散歩の時間を確保するようにしています。

「本当にやりたいこと」の見直しも有効

取りかかる準備ができて、エネルギーも十分。でも、やる気が起こらない。そういうときは、「やりたいこと」がずれている可能性もあります。「旅に行きたい」場合でも、観光をしたいのか、非日常を味わいたいのかなど、人によって目的が違います。

もし、非日常を味わいたいのなら、テーマパークでメルヘンの世界を楽しんでもいいし、近くの高級レストランでセレブ気分に浸ってもいいわけです。本当にしたいことは何かな？　とあらためて考えてみると、ピンとくるものが見つかるかもしれません。

WORK

自分に合った休み方を探す

1～3の順に作業して、「休み方」をセルフチェック。自分に合った休み方を探してみましょう。

休む前

1 どのように休息をとるか考えます。

仕事と家庭を両立している人の場合

[例] 家族に伝えたうえで図書館に行き、好きな本を読む。

休んだ後

2 休息をとって気づいたことを挙げます。

[例]
- 図書館に行くことで仕事道具が目につかず、読書に集中することができた
- 好きな小説の世界を感じて、リフレッシュできた
- 家族に理由を話していたので、気兼ねなくゆっくりと読めた

3 次からは、どのように休息をとるか考えます。

[例] 事前に、その時間は自分のためのものにすることを家族に伝え、1カ月に1回、図書館に行く日をつくる。

case 7

失敗が頭から離れない

「できたこと」にも 目を向けてあげなくちゃ

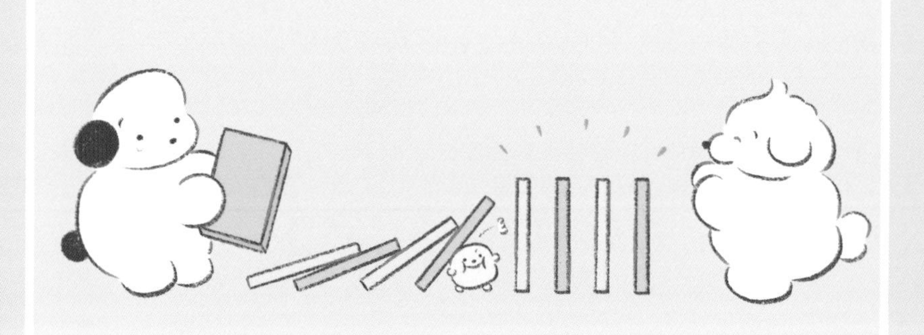

行動に点数をつけると思考が冷静に

せっかく家族が洗濯物をたたんでくれたのに、たたみ方が雑なことにイラッ！　なんて経験はありませんか？　なぜこんなことが起こるかといえば、人は「できたこと」より「できなかったこと」に注目してしまうものだからです。

ただし、こうした傾向が強すぎるのは、完璧主義や「べき思考」の入り口。「～でなければダメ」「～であるべき」というマイルールにしばられ、少しでもできないことがあると落ち込む……という負のスパイラルに陥りかねません。

「できなかったこと」にとらわれてつらいときは、39ページのワークに取り組んでみてください。まずは、気になっている失敗に点数をつけることからスタート。次に、それより少し高い点数に当てはまることを探します。たとえば、発注ミスをしたことは100点満点で10点。それなら、15点をつけられることは……？

失敗以外のことにも目を向けていく

大切なのは、スタート地点より点数が高いものをひとつでも思いつくこと。反省&落ち込みモードから抜け出せないのは、失敗だけに注目してしまうからです。

だからまずは、「失敗したダメな自分」で埋めつくされている心に、「コレはちょっとできた自分」を送り込んでください。すると、その分、失敗への注目度が下がるため、少しラクになれるんです。

何かがうまくいかなかくてひとり反省会が始まったら、少しでも高い点をつけられることを探す。このチャレンジを続けるうちに、「できたこと」にも目を向けられるようになっていくと思います。

ショックを乗り越えるために必要なプロセスがある

反省以前に、失敗したショックで頭がいっぱいになってしまうこともあるかもしれません。そんなときのために、ショックを受けた心がたどるプロセスを知っておきましょう。

ショックを受けたとき、最初に感じるのは「うまくできなかった私はダメだ……」という悲しみ。次に「部長の指示が悪かったせいだ！」など自分を守ろうとする防衛反応が表れます。こうした経過をたどったうえでやっと、現状を受け入れて適応していくことができるようになるのです。

こうした心の動きは、だれにでも表れる自然な反応です。無理やり抑えつけると、かえってショックを引きずることになります。

悲しくなったり言いわけしたくなったりするのは、適応するために必要なこと。それを理解しておけば、自分の反応に動揺したり悩んだりせずにすむと思います。

WORK

自分の行動を点数化する

1～3の順に作業し、自分の行動を客観的に捉える練習をしてみましょう。

1 失敗したと感じていることに、100点満点で点数をつけます。

[例] 30点

取引先との打ち合わせの時間を勘違いしていて、予定時刻より15分ほど遅れてしまった。

2 1より少し高い点数を想定し、それに当てはまる自分の行動を探します。

[例] 35点

今、反省しながら、次につなげる方法を考えている。

3 2より少し高い点数を想定し、それに当てはまる自分の行動を探します。

[例] 40点

同じ失敗をしないために、明日の予定を確認するようにしようと思った。

POINT

最終的な点数は100点満点でなくてOK。1の状態より点数が高い行動をひとつでも思い出すことができれば十分です。失敗ばかりに注目せず、反省したり、改善したいと思っていたりする自分を見つけてあげてください。

case 8

気分の波に振り回される

波の存在を否定しないで！ちょっと漂ってみよう

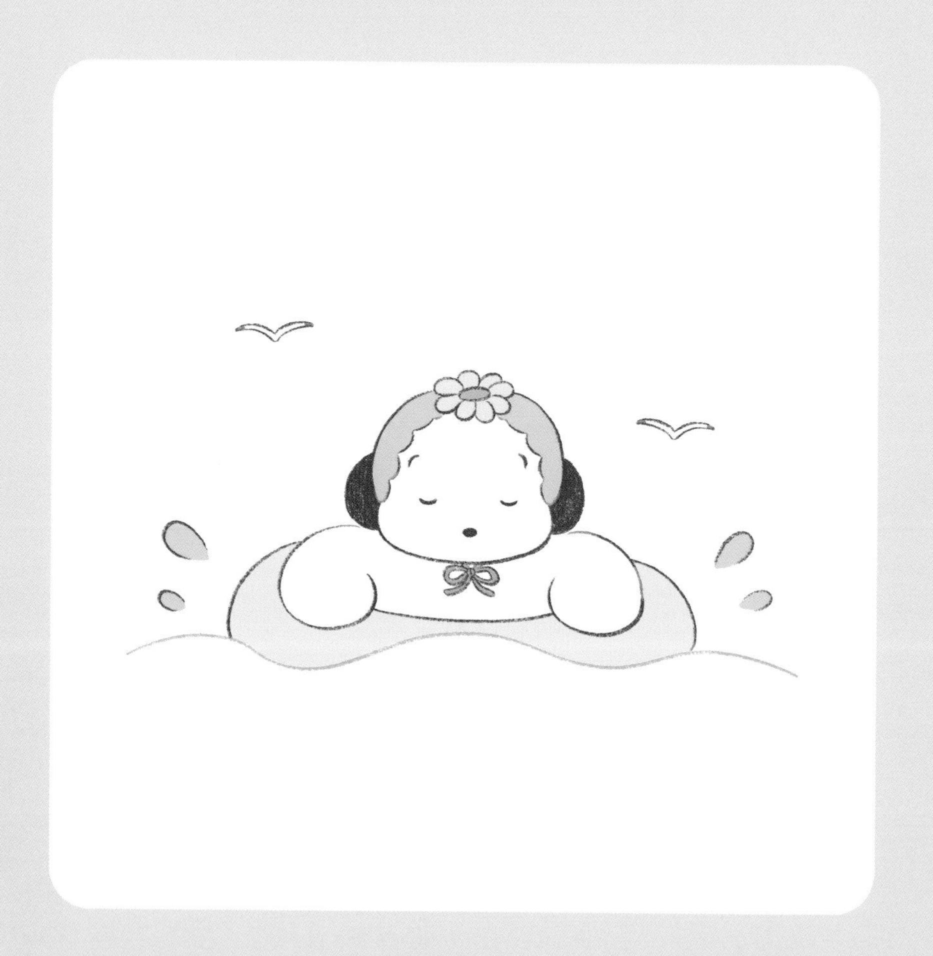

気分の波を操るのは限界がある

気分の波が表れたとき、その波をコントロールすることができるのがベスト。でも、それには限界があります。なぜなら、感情が生まれることは意思の力では制御できないからです（25ページ参照）。

じゃあ、どうすればいいのか？　目指したいのは、気分に波があることを受け入れたうえで、どう行動するかを考えることです。

「いい感じの自分」を思い出してみよう

そのために役立つのが、**「いい感じの自分」と「いい感じじゃない自分」について知ること**です。43ページのワークの手順に沿って、それぞれの状態のときに起こる変化や感じることなどを書き出してみてください。

ちなみに「いい感じ」の例を挙げると、陽気、おしゃべり、にこにこしている、にぎやか、ユーモアがある、理性的、落ち着いている……など。単にテンションが高いことではなく、普段の自分だけど、「なんだかいいよね」と心地よく感じられる状態を指します。一方で「いい感じじゃない」の例としては、無口になる、すぐにイライラする、忘れ物が多い、人と話す気になれないなどが挙げられます。

気になることがあったときは、書き出したリストを思い出して今のコンディションをチェック。「いい感じじゃない自分」が出ていたら、「いい感じ」に戻るためには何が必要かを考えてみましょう。

おいしいコーヒーを飲む、ペットをだっこする、お気に入りの公園に行く……。自分をほっとさせてくれるさまざまなものを、「道具」と捉えてみましょう。いざというときにいい感じの自分に戻れるよう、頭の中の道具箱に道具をたくさん入れておいてください。

ちなみに私にとって最強の道具は、ロードバイク。乗りにいけなくても、パーツをじっくり眺めたり、軽くキュキュッと磨いてみたりするうちに、「いい感じ」に戻っていくことができます。

「道具」選びをするとき注意したいこと

「道具」はなんでも構わないのですが、選び方には少し注意が必要です。たとえば、裏アカウントを使ってSNSで暴言を吐くことを「道具」として使うとします。たしかに、一時的にスッキリして「いい感じの自分」に戻れたような気がするかもしれません。

でも自分の書き込みに対して、批判や悪意のあるコメントが寄せられたら？　心が傷つき、「いい感じじゃない自分」に逆戻りするのではないでしょうか。

「道具」を選ぶときは、少し長い目で見て、使ったときに自分の心身の乱れを整えられるかどうかを考えることが大切です。使い続けたときに、自分を傷つける可能性があるものは避けてください。

WORK

「いい感じの自分」と「いい感じじゃない自分」を知る

1～2の順に作業し、「いい感じ」の自分に近づく道具を挙げてみましょう。

1 「いい感じの自分」と「いい感じじゃない自分」について、できる限り考えます。

例

いい感じの自分	いい感じじゃない自分
自然に笑顔になっている	気になるひと言を受け流せない

2 「いい感じじゃない自分」を「いい感じの自分」に近づけてくれる「道具」を思いつく限り、できるだけ具体的に挙げます。

例

- お気に入りのカフェでスイーツを食べる

効果 カフェに向かうときから気分が明るくなる

- 残業をせず、マッサージに行く

効果 自分の時間が確保できて、体の疲れもとれる

- 無心で部屋の片付けをする

効果 部屋が片付くことで頭の中も整理される

case 9

つい お酒を飲みすぎてしまう

意思の強さより
環境づくりで予防を

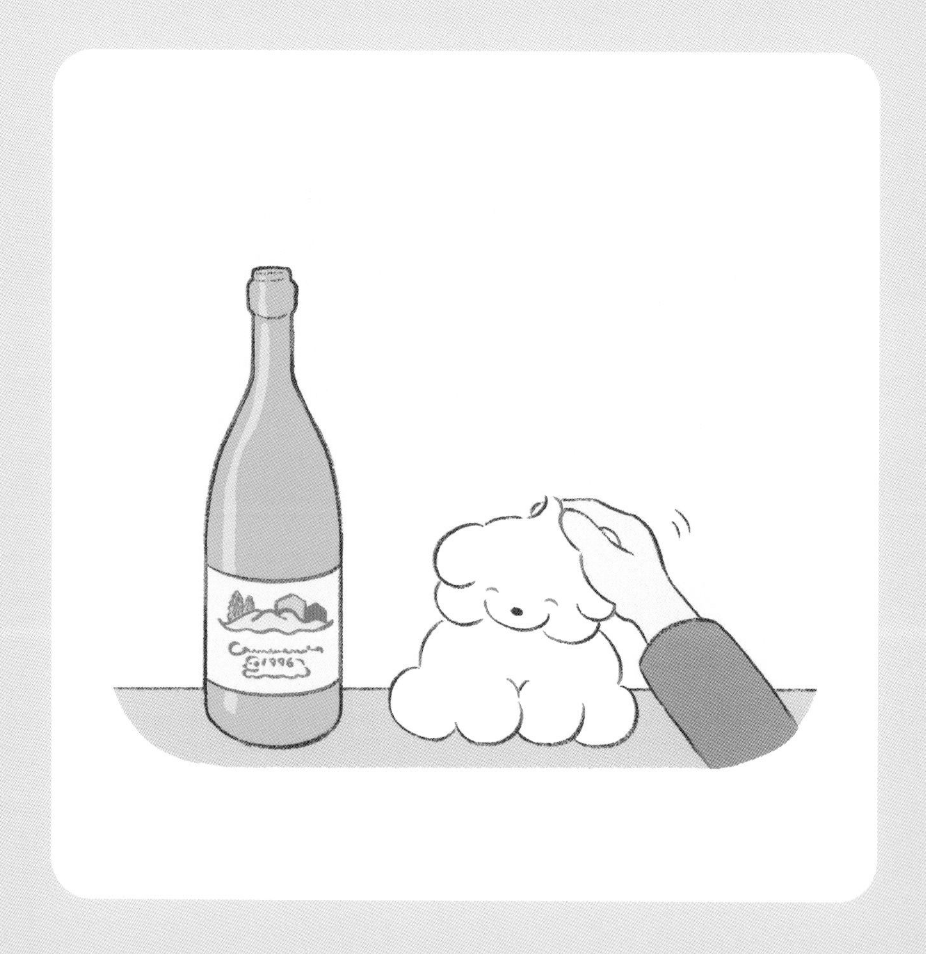

適量を超えた飲酒が続くと体に深刻な影響が…

お酒を飲むと、気分がふわっとして、いやなことも忘れられます。でも飲酒を続けるうちにアルコールの耐性ができて酔いづらくなるため、いつの間にか飲む量が増えていきます。

「酒は百薬の長」などと言われることがありますが、それは適量の場合。習慣的に飲みすぎていると、お酒がないと物足りなくなり、飲みたい欲求を感じるようになります。さらに適量を超えた飲酒が長年続くと、体にも深刻な影響が表れます。

アルコール依存症の診断を受けていなくても、お酒の問題を抱えている人はたくさんいます。自分にとっての適量を知り、お酒とは上手につきあっていくことが大切です。

飲む理由が孤独感や疲労感のときには注意

普段はお酒を飲む前に「なぜお酒を飲むのか？」と考えることはないと思いますが、あえて考えてみてください。その答えが**孤独感や疲労感をやわらげるためであったり、怒りやイライラを解消したりすることであった場合は、少し注意が必要**です。

こうしたつらさがアルコールによってやわらぐように感じられるのは一時的なもの。酔いがさめれば再び生じ、やわらげるためにお酒を飲む……ということが繰り返されます。その結果、適量を超えた飲酒量が習慣化して体をこわしてしまう場合もあるのです。

また、退屈を紛らわすためにお酒で時間を埋めるのも避けたいもの。趣味をもつ、家事に力を入れる、ボランティアに参加するなど、生活の中で自分の時間を充実させる工夫をすることが大切です。

酒量を減らすためには「飲めない環境」を整える

飲みすぎのサインのひとつが、記憶をなくすこと。行ったお店を覚えていない、どうやって帰ってきたかわからないなど、記憶がすっぽり抜けているようなことがあったら、飲酒量が限界を超えている証拠。お酒の飲み方を見直すきっかけにしてください。

お酒の量を減らすためには、意思の力だけに頼るのではなく、環境を整えることが大切です。外で飲むなら、帰る時刻を決めておくこと。具体的には、スマートフォンのアラームをかけたり、家族に「帰れコール」をしてもらったりするとよいでしょう。また、家で飲む場合は、お酒の買いおきをしないこと。**物理的にお酒が適量を超えない環境をつくることがポイント**です。

それでも飲みたい気持ちがおさまらないときは、47ページのワークに取り組みましょう。「お酒を飲みたい欲求度」をチェックしたうえで、その欲求を抑えることができる自信の向上を目的としたワークです。

WORK

お酒を飲みたい欲求とつきあう

1～5の順に作業し、お酒を飲みたい気持ちと向き合ってみましょう。

1 今、お酒を飲みたい気持ちに点数をつけます。

例 0 10 20 30 40 50 60 70 80 90 100

飲まずに何とかしたい　何とかして飲みたい

2 お酒を飲まずにいられる自信に点数をつけます。

例 0 10 20 30 40 50 60 70 80 90 100

目の前にあれば必ず飲む　目の前にあっても飲まない

3 「お酒を飲みたい」という考えを打ち消せた経験を思い出します。経験がなければ4へ進んでください。

例　YouTubeで好きなお笑いチャンネルを見て気を紛らわし、いつものビールのかわりにノンアルコールを飲んだ。

4 3で書いた経験を参考に、今、お酒の欲求をストップする方法を考えます。

※3の段階で「お酒を飲みたい」という考えを打ち消せた経験がなければ、2の「お酒を飲まずにいられる自信」を1点でも上げられる方法を考えます。

例　YouTubeで新しいお笑いチャンネルを探すことにする。

5 もう一度、お酒を飲まずにいられる自信に点数をつけます。

例 0 10 20 30 40 50 60 70 80 90 100

目の前にあれば必ず飲む　目の前にあっても飲まない

case 10

ずっとモヤモヤしている

モヤモヤの成分を分析してみよう

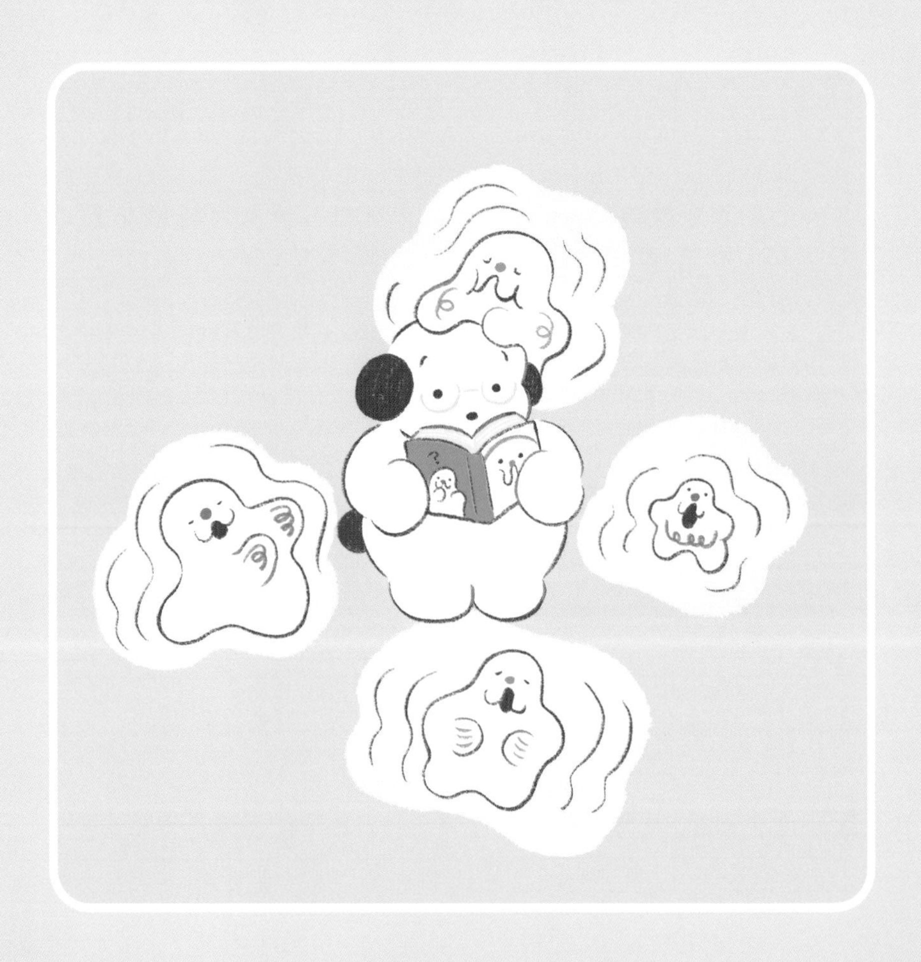

感情を無視しても、なかったことにはできない

忙しいと言いながら、同僚と飲みにいく恋人。一緒にいるときは楽しいけれど、なんだかちょっと……。

すごくいや！　というわけではないけれどすっきりしない「モヤモヤ感」は、ちょっと扱いに困ります。相手に伝えたくてもうまく言葉にできないし、適切な対処法もわからないからです。

そのせいでやりがちなのが、目をそらすこと。でも見えないふりをしても、芽生えた感情はなくならず、積み重なってしまいます。

モヤモヤの正体がわかるだけでスッキリすることも

モヤモヤの不快感から逃れるには、中身を見きわめるのが有効です。51ページのワークを活用して、今の自分の気持ちに近いものを探し、その割合も書き出してみてください。

この作業をすると、「さびしさ70％＋嫉妬30％」のように、モヤモヤの成分がわかります。**正体不明だったモヤモヤに「さびしさ」「嫉妬」などと名前がつくと、自分を客観視できるようになります。**同時に、その感情が引き起こされる原因も考えることができます。

モヤモヤを分析するのは、だるいときに熱を測るのと似ています。体温が38度とわかれば、だるいのは高熱のせいだと判明。体を休

める、解熱剤を飲むなどのケアをすることができます。

でも、原因を確かめずに「まあいいか」と放置していたら、つらさは増していくはず。また「運動して気分転換すれば治る」なんて見当違いの対処によって、症状を悪化させてしまうかもしれません。

もちろん発熱していることがわかっても、だるいという症状は存在します。でもだるさの原因がわかれば、それをやわらげるための適切な対処、対応を考えやすくなり、改善に一歩近づくのです。

相手に気持ちを伝えるかどうかは自分次第

モヤモヤの成分がわかったあとは、その感情を相手に伝えることをおすすめします。「私は、あなたと過ごす時間が少なくてさびしい」のように、「私」を主語にした「アイメッセージ」（119ページ）で話してみましょう。

もちろん伝えたくない、あるいは伝える勇気が出ない場合は、無理に言う必要はありません。ただし、伝えなかったとしても「いつでも伝えられるけれど、今は言わない」と思うこと。**この感情を扱う主導権は、「相手ではなく自分にあるんだ」と捉えましょう。**

そうすることで、「モヤモヤの正体を知った私は、自分のタイミングで気持ちを恋人に伝えることができる」と思うことができます。その意識をもてば、たとえ相手の行動にモヤッとしたとしても、解消の手立てが準備できているので、心に余裕が生まれますよね。

WORK

「感情の成分表」をつくる

1～3の順に作業し、モヤモヤの正体を探りましょう。

1 下の表から、今の自分の感情に当てはまるものをすべて選びます。

不安	憂うつ	怒り	罪悪感	恥ずかしい	悲しい	困惑
興奮	おびえ	いらだち	心配	誇り	夢中	パニック
不満	神経質	うんざりする	傷ついた	快い	失望	激怒
怖い	楽しい	焦り	屈辱感	安心	愛情	さびしい

2 1で選んだ感情がそれぞれ、全体の何％を占めているかを考えます。

［例］
悲しい……… 40％
不安………… 30％
焦り………… 20％
いらだち…… 10％

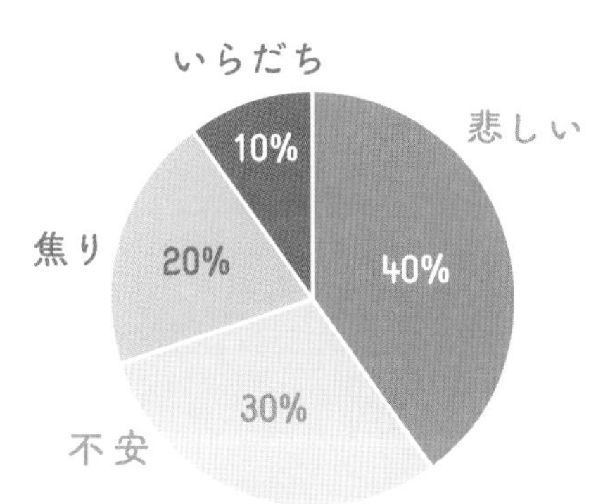

3 これらの感情を相手に伝えるとしたら、どのような言葉で伝えるか考えます。割合の高い感情を優先的に、アイメッセージで伝えることがポイントです。

［例］「私、ちょっと悲しい気持ちになって、落ち込んじゃった」

case 11 どうせうまくいかないと考えてしまう

「できなかった過去」より「今」に目を向けて

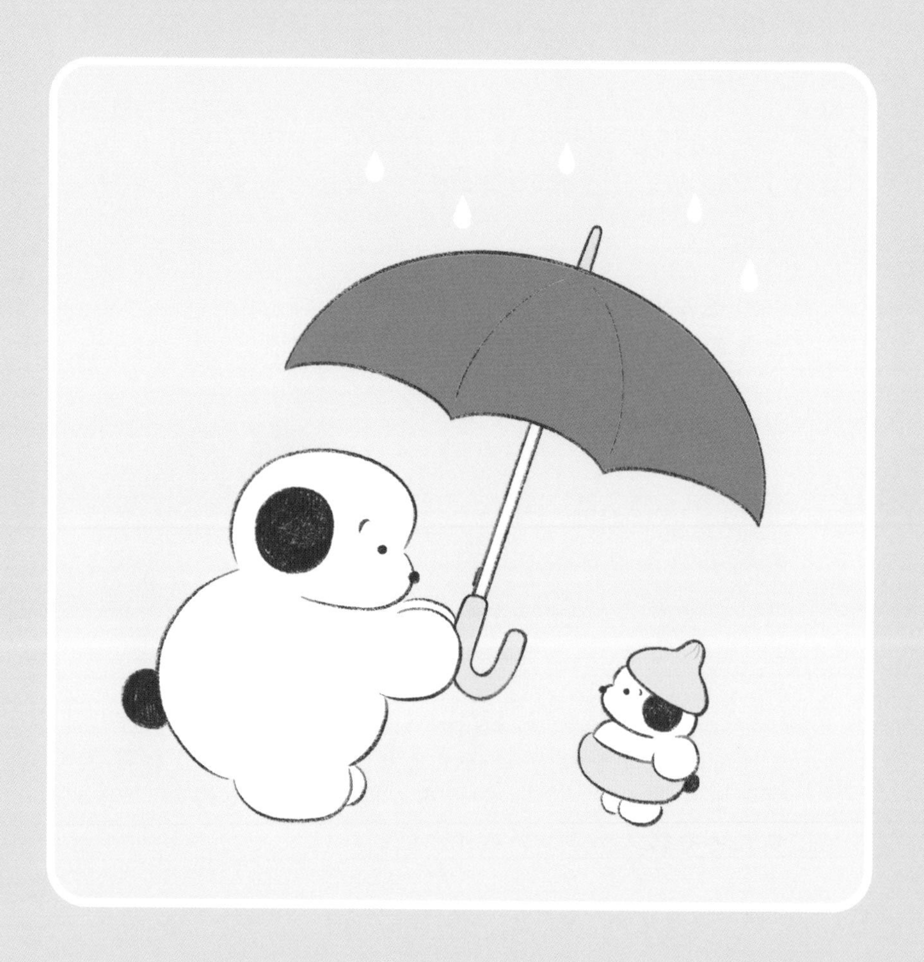

ネガティブな記憶はときに拡大解釈されてしまう

Ａさんは婚活アプリに登録したけれど、よい人と巡り合えませんでした。それを知ったＢさんが友人を紹介しようとしますが、Ａさんは「どうせうまくいかないから」と断ってしまいます。

婚活アプリと知人からの紹介は、まったく性質が違うはず。それなのにＡさんが「うまくいかない」と結論づけてしまったのは、**過去の限定された経験だけで、今の自分を評価しているからです。**

過去に起こったのは、「アプリを使った婚活が成功しなかった」ということ。その理由はサービスが不十分だったせいかもしれないし、たまたまＡさんと合う人がいなかったからかもしれませんよね？

でもＡさんの心に残っているのは「婚活が成功しなかった」というネガティブな部分だけ。そのひとつの経験を拡大解釈し、自分は異性とうまくおつきあいできないと考えてしまったわけです。

「今できること」を見つけること

人が失敗体験に引きずられるのは、ネガティブな記憶によって気持ちが落ち込むから。そんなときは、無理にポジティブ思考になる必要はありません。

過去の経験にとらわれないために大切なのは、「今」に注目すること。考え方の基本は、「今できることをする」です。Bさんの知人といきなりデートする気になれなくても、その人のどんなところが自分に合いそうだと思ったのか、などをBさんに尋ねて今後のヒントにする……といったことはできますよね？

関わる人や状況がかわれば、今できることはたくさんあります。そこに注目すると、過去にとらわれることなく前に進めるでしょう。

満点じゃなくても50点と0点はまったく違うもの

「今、できること」を行動に移すときに注意点がひとつあります。それは100点を目指さないこと。たとえ友人の紹介であっても、婚活が自分の期待通りに進まないこともあります。点数でいえば50点ほどだとしても、「100点がとれないからやらない」と投げ出したら、また元通りです。そして、また過去にとらわれ、失敗を避けるために挑戦をやめてしまう。すると自分の自信やプライドが損なわれることもあります。

100点を目指すということは、その到達点に届かない「できない自分」と向き合うことにもつながりかねません。それが続くと「今、できること」の一歩さえも踏み出せなくなります。

できることをしてとった50点には、未来に向けて1ミリでも前進した、という価値があります。こうした価値の積み重ねが、新しいことにチャレンジする自信につながっていくと思います。

WORK

「今できること」を探す

1 ～ 3 の順に作業し、今取り組めることを見つけましょう。

1 自分が「できない」と感じていることを挙げます。

例 リーダーとしてチームをまとめること。

2 1 について、自分が「頑張ってもできない」と思うこと（限界）を考えます。

例 自分よりも能力の高い人ばかりなので、チームを統率することに限界を感じる。

3 今ここで、取り組めることを考えます。

例
- 話を聞くことは得意なので、メンバーの話を聞き、個々の強みをフィードバックする
- 人のタイプを分析するのは得意なので、メンバーの特性に合った仕事を割り振る
- メンバーに教えてもらった新しいツールの使い方を覚えることは今すぐできそうなので、それに挑戦してみる

POINT

2 で示した「限界」というのは、具体的に言えば「1日で達成できない、かわれない」と感じること。たとえば、大勢の前で話すことが苦手な人が1日でかわろうとするのは無理がありますよね。それ以外の得意なことやすぐできそうなことから「今できること」を選びましょう。

case 12

落ち込みから抜け出せない

「つらいときの自分」を知るだけで一歩前進！

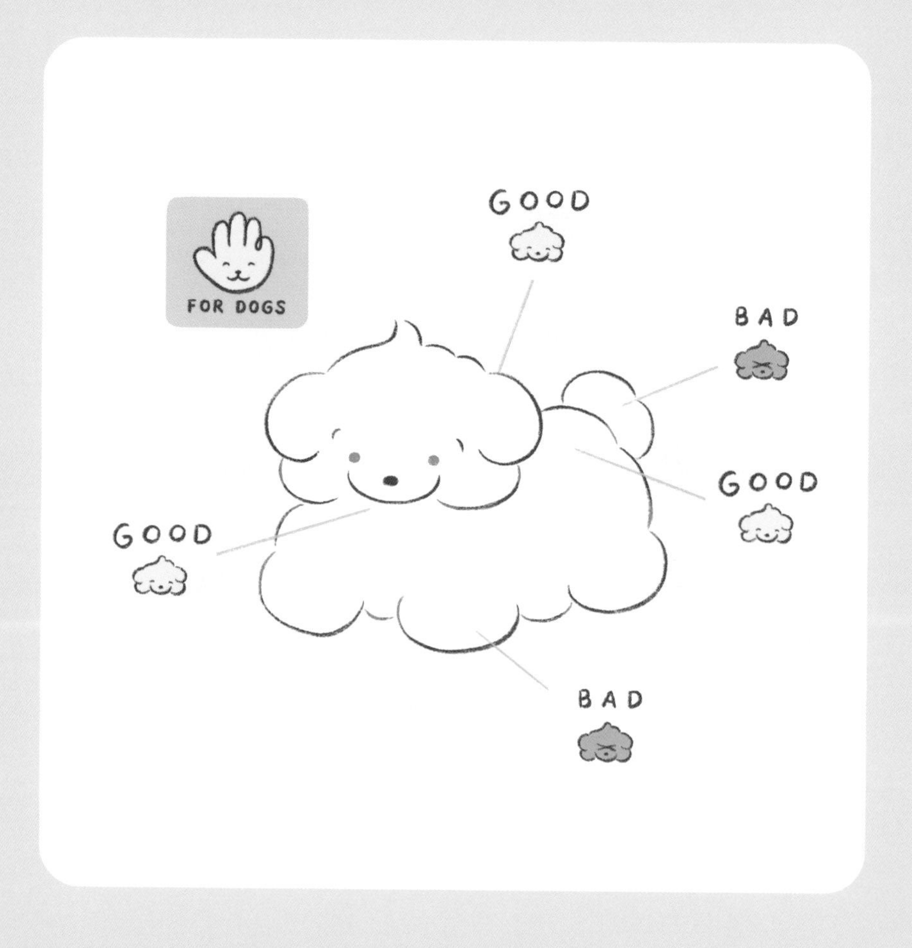

シンプルな感情も考えるほどぐちゃぐちゃに

怒りや恐怖といったシンプルな感情は、瞬間的に生まれます。キッチンで黒い虫を見た瞬間、ギャー！　と恐怖の叫びを上げる、なんて場面がよい例です。

これに対して「落ち込み」は、あれこれ考えた結果、陥るもの。たとえば仕事のミスが発覚したとき、いきなり落ち込みを感じるでしょうか？　多くの場合、最初に感じるのは、驚きや不安なのではないかと思います。

その後、ミスしたことをグルグル考えるうちに、詰めの甘さに対する後悔やケアレスミスをしたことの恥ずかしさなど、さまざまな感情がわいてくるでしょう。そして、「もうダメだ……」なんて落ち込んでしまう。きっかけはシンプルな感情だったとしても、**落ち込んでいるときにはいろいろな感情が混ざり合い、自分が何を感じているのかわからなくなっていることが多い**んです。

つらいときの自分の反応を知っておく

落ち込みをやわらげるためには、ネガティブな感情になったときの自分の反応を知っておくことが役立ちます。少しつらいかもしれませんが、過去にいやなことがあった場面を思い出してください。

そして、そのときの気持ちと自分の状態を書き出しましょう。

気持ちが大きく揺れると、思いもよらない反応が表れることがあります。「悲しくなって泣いてしまった」などとざっくりまとめるのではなく、声がふるえた、涙が出た、翌日は仕事を休んでしまったなど、体と心に表れたことを具体的にピックアップしていきます。

同じ種類の感情でも、「恋人と別れた悲しみ」と「上司に叱られた悲しみ」では、感じ方も反応の表れ方も違います。思い出せるものについては、できるだけ整理しておくとよいでしょう。

反応の予測で不安が小さくなる

自分に起こりがちな反応を知ったからといって、つらさがなくなるわけではありません。涙が出るときには悲しみが生じるだろうし、声がふるえるときには緊張や怒りがあるかもしれない。でも、ネガティブな感情によって生じる自分の反応を知っておくと、次に似た状況に陥ったとき、自分に起こることを予測することができます。

たとえばショックを受けたとき、「自分はドキドキして、考えがまとまらなくなるだろう」と心の準備ができる。また、「数日間はよく眠れないかもしれない」「悲しいことがあると食事がとれなくなる」などとわかっていれば、それに備えて体調に気を配ることもできる。**想定内の反応であれば、つらさが続いてもが不安や驚きは小さいため、行動をコントロールしやすくなるでしょう。**

WORK

「つらいときの自分に生じる反応」を知る

1 ～ 2 の順に作業し、つらいときの自分の反応を予測しましょう。

1 過去のつらかった場面を思い出します。

2 1 について、そのときの感情や考えたこと、体に現れた反応などを考えます。

参考 感情や考えたことの例

不安、憂うつ、怒り、罪悪感、恥ずかしい、悲しい、困惑、興奮、おびえ、いらだち、心配、誇り、夢中、パニック、不満、神経質、うんざりする、傷ついた、失望、激怒、怖い、焦り、屈辱感など

参考 体に現れた反応の例

ドキドキする、頭痛、こめかみが痛む、頭がしめつけられる感じ、頭がボーっとする、めまい、足元がふらつく、汗をかく、手足が震える、背中が痛くなる、肩こり、顔が熱くなる、血の気が引く、声が震える、息苦しい、呼吸が速くなる、呼吸が浅くなる、気が遠くなる、体に力が入らない など

例

つらかった場面	感情や考えたこと	体に現れた反応
発注ミスがあり、お客さんからクレームが入った。	怒鳴られて、すごく怖かった。	ドキドキして、泣きそうだった。

POINT

思い出すことでワーク中に感情が揺れ動くようなら、いったん、ワークは中止してください。

case 13

焦ってばかりで落ち着かない

やるべきことを整理して優先順位をつけてみよう

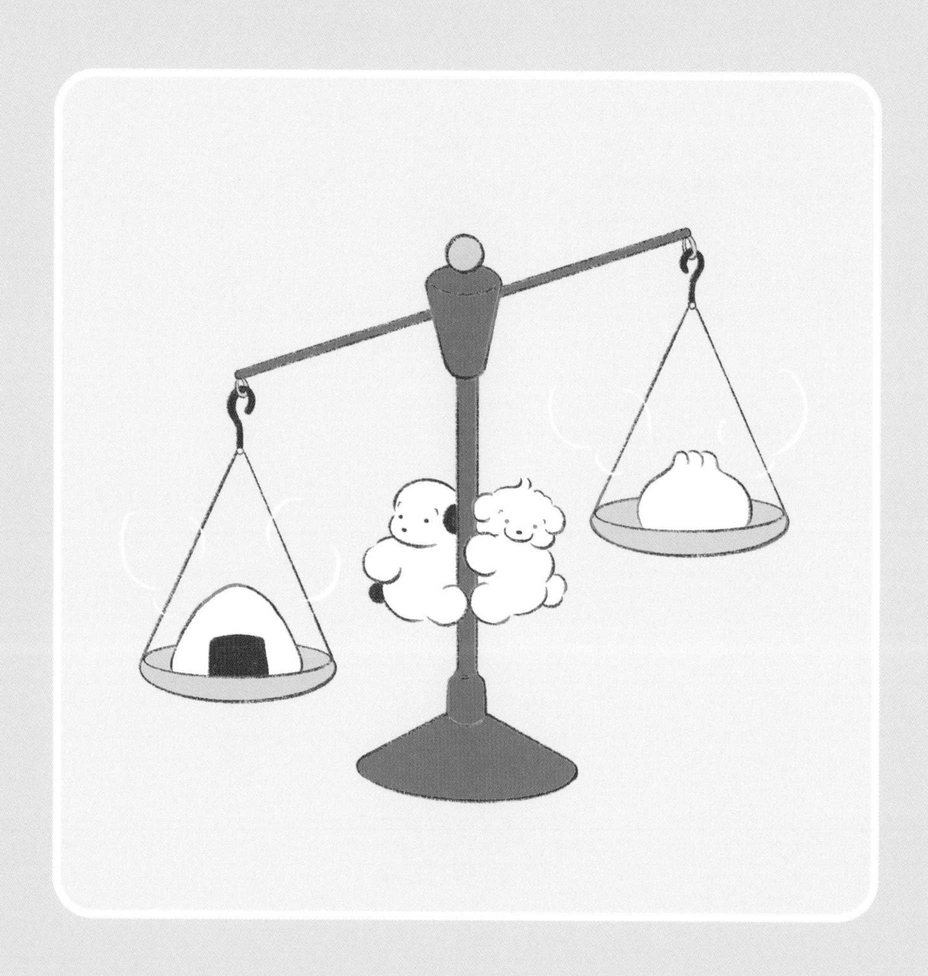

重要なことを後回しにするとソワソワすることに

実際にやることが多いわけではないのに焦ってしまうのは、優先順位をつけるのが苦手だからかもしれません。先にやったほうがよいことを後回しにしていると、「今日中にあれもやらなきゃ、これもやらなきゃ」と焦ることになります。

私の場合、優先順位をつける際は仕事をＡ、Ｂの２種類に分けることにしています。Ａは「急ぎだけれど重要ではないこと」、Ｂは「急ぎではないけれど重要なこと」です。

２種類の仕事のうち、優先するべきなのはＢ。**重要なことを片付けてしまえば、そのほかのことに安心して取り組めるからです。**

でも順序を逆にしてしまうと、細々したＡに時間がかかり、夕方になってからやっとＢに取りかかる、なんてことになりかねません。そうなると十分な時間をかけられないため、肝心な仕事の精度が低くなりがち。おまけに、重要な仕事が残っていると思うと、ほかのことをしている間もソワソワして集中できませんよね？

焦らないように努力するより事前準備をしよう

焦りを感じるときこそ、落ち着いて作戦を立ててから取りかかりましょう。そのために有効なのが、仕事をリスト化することです。

私は、毎朝ノートに手書きでリストを書き、5分ほどかけて見直すことにしています。「Aさんにメール返信」といった細かい作業まで書き出し、やるべきことを「見える化」。仕事の流れを整理することができるのはもちろん、書く作業によって気持ちも落ち着きます。

焦りはストレスを感じたときに起こる反応のひとつです。「緊張すると汗をかく」といったものに近いので、「焦らないぞ！」と頑張っても、それほど効果は期待できません。

むしろ、「自分はこんな場面で焦りやすい」とわかっておくことが有効です。**心の準備ができていれば、焦っている状況でも、「今何ができるか？」と建設的に考えることができる**からです。

焦らずにすむ環境づくりも大切

オンラインの研修会で資料の共有がうまくいかず、プチパニックになったことがあります。焦っているときの私は、オンラインツールの不具合に関して無力。結局、仲間の手を借りて乗りきりました。

私のように失敗することがあっても、「あんなことで焦る自分はダメだ」なんてヘコむ必要はありません。経験から学んで、「焦らずにすむ環境」をつくっていけばいいんです。

私の職場でも、このときの反省を生かし、事前の動作確認を念入りに行うようにしました。それ以来、オンライン研修も落ち着いて進められるようになっています。

HINT

落ち着くおまじないを準備する

焦りを感じたときのために、気持ちを落ち着かせる「おまじない」を準備しておきましょう。落ち着いたあとに、環境を整えることができます。

1 自分にとって実行しやすい「おまじない」を決めます。

2 1の行動を1日に何回か繰り返し、体に覚え込ませます。

おまじないの例

- ガムを噛む
- 深呼吸をする
- いったん席を離れる
- 胸に手を当てて、心の中で「大丈夫」と唱える
- 目を閉じる
- 軽くのびをする
- 深呼吸をする
- 手のツボを押す
- 水やお茶を飲む
- トイレに行く
- 窓から景色を眺める
- 準備したものを確認する
- 少し歩く
- 肩を上げ下げする
- 好きな画像を見る

POINT

ルーティンにするために回数は多いほうがよいですが、時と場合に合わせて無理のない範囲で行いましょう。

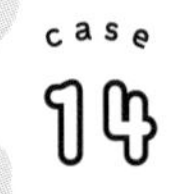

いつも、なんだか不安

「今を生きている自分」を見つめてみよう

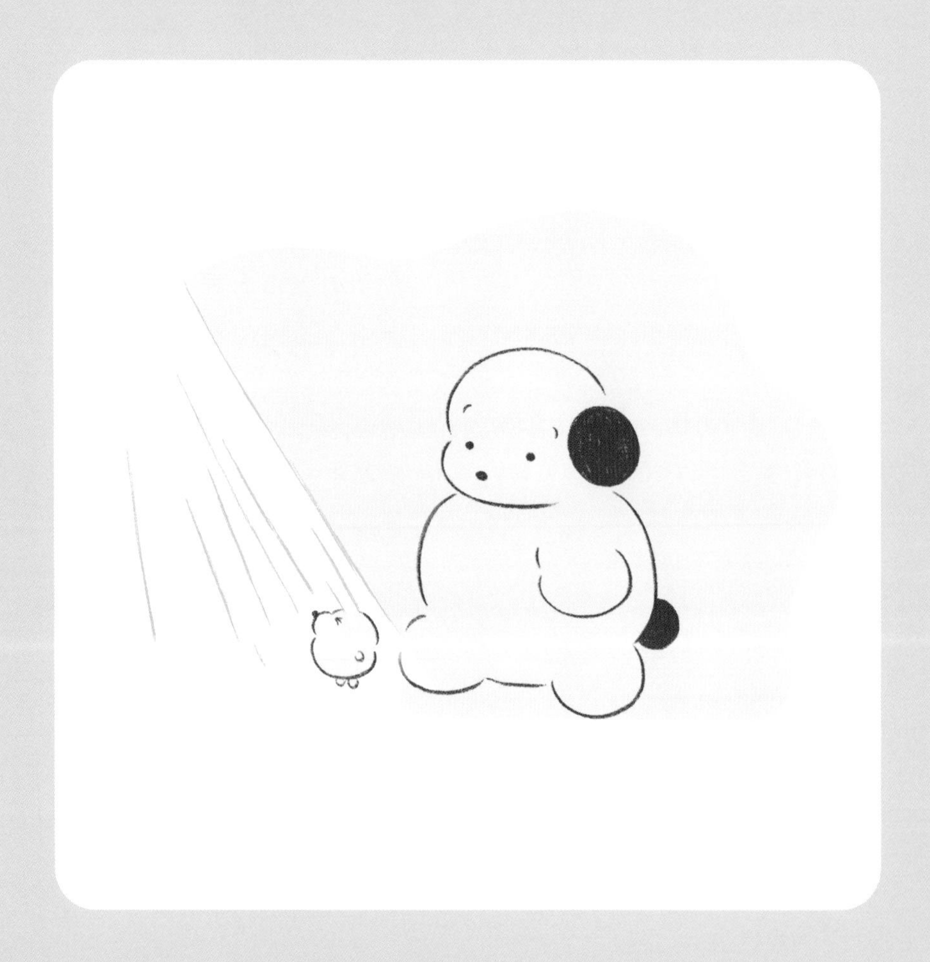

不安は命を守るために必要なもの

不安は、人間の防衛反応のひとつです。不安をまったく感じなかったら、森の中でクマに出合っても写真を撮ろうと近づいてしまうかも。これでは、命がいくつあっても足りません。危険から身を守るために、不安はなくてはならないものなんです。

不安を「生きるための防衛反応」と考えると、不安を感じることは「今をちゃんと生きたい」と感じている証でもあります。そう考えると不安は、自分の希望に向かって生きるうえでも、不可欠な感情なのです。

不安なときは「日常」と向き合う

今から、シロクマのことだけは絶対に考えないでください。

……さあ、今あなたは、何を考えていますか？　おそらく、頭の中はシロクマのことでいっぱいなのでは？

これは「シロクマ実験」と呼ばれる、有名な心理学の実験です。人間は、「考えちゃダメ！」と思うほどそれを意識してしまう、ということを証明しています。

不安も、シロクマと同じです。不安で苦しいからといって、「不安なんて絶対に感じないぞ」と思うのは逆効果。頭から追い出そうとするほど、不安が増殖してしまうでしょう。

不安とうまくつきあうためには、「日常」に目を向けることが有効です。日常生活を送っていること自体が「今をちゃんと生きている」証拠でもあるからです。まずは67ページのワークを活用して、今の自分がやっていることを再確認してみてください。

書き出してみると、自分には無意識のうちにこなしていることがたくさんあるという事実に気づきます。つまり、**すでにあなたは不安と共存しながらちゃんと生活しているのです。**

今に集中していると不安から離れられる

不安があると、無意識のうちによくない方向へ想像を広げがちです。こうした想像は、うまくいかなくても大きなショックを受けずにすむという意味で、心を守るために役立つものでもあります。でも行きすぎると、結果がわかるまでの時間がとてもつらいものになってしまいます。

うまくいかなかったらどうしよう？　と不安なときは、最悪の結果から、さらに一歩考えを進めてみましょう。たとえば資格試験なら、不合格を前提に、今後の対策を計画・実行します。次の試験日程を調べる、評判のよい問題集を探す……。結果的に無駄な準備になるかもしれませんが、「今できること」に取り組むことで、不安に巻き込まれる時間が大幅に減るでしょう。

WORK

「ちゃんと生きている」自分に気づく

1〜4の順に作業し、日常の小さな行動に目を向けて「きちんと生活している」ことを再確認しましょう。

1 普段の生活において実際に行動していることを挙げます。

［例］毎朝きちんと起きている、食後に歯みがきをしている。

2 仕事や社会生活に関して、実際にやっていることを挙げます。

［例］遅刻せずに出勤している、近所の人に挨拶している。

3 暮らしに関して、実際にやっていることを挙げます。

［例］毎日夕食をつくっている、きちんとゴミを分別している。

4 不安があったとしても、これらの日常を続けるには、どのような考えや行動が役立ちそうか考えます。

［例］
- 人にとって不安は不可欠。不安を抱えているのは「ちゃんと生きたい」と思っている証、と考える
- 歯みがきが楽しくなるよう、気になっていた歯磨き粉を買う
- 寝不足だと調子が悪くなるので、睡眠時間はしっかり確保する

stress cac

第2章

人の言動が生むストレス

なんか気になっちゃう。
あんなことや、こんなこと

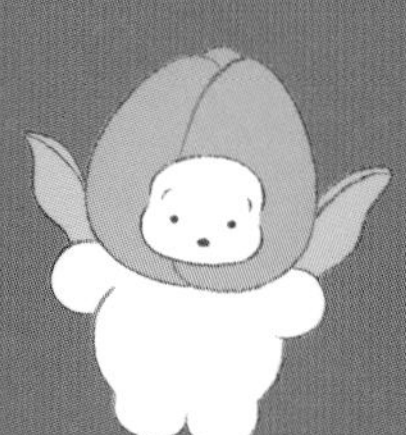

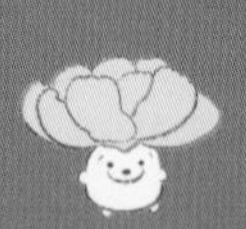

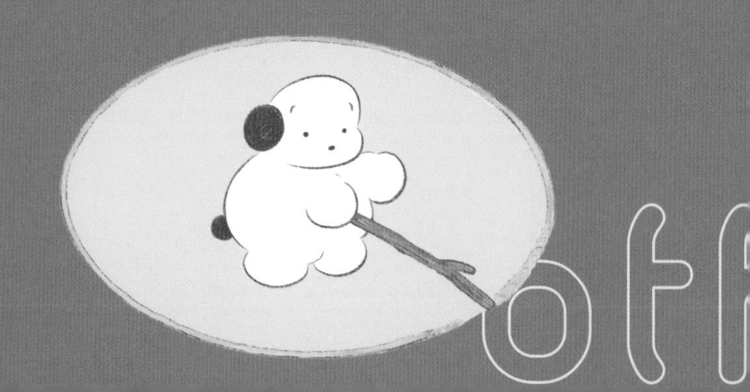

off

sed by

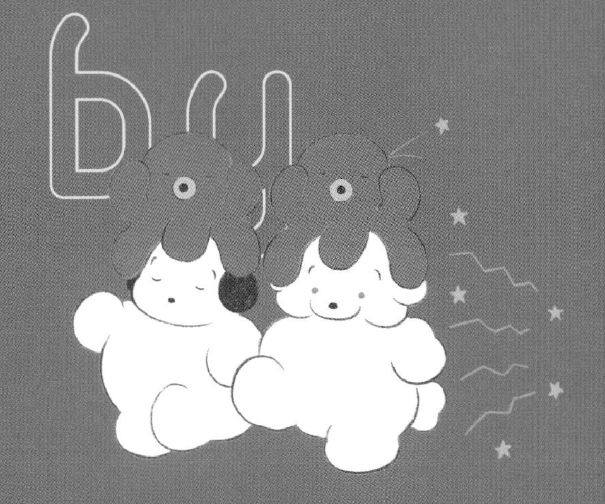

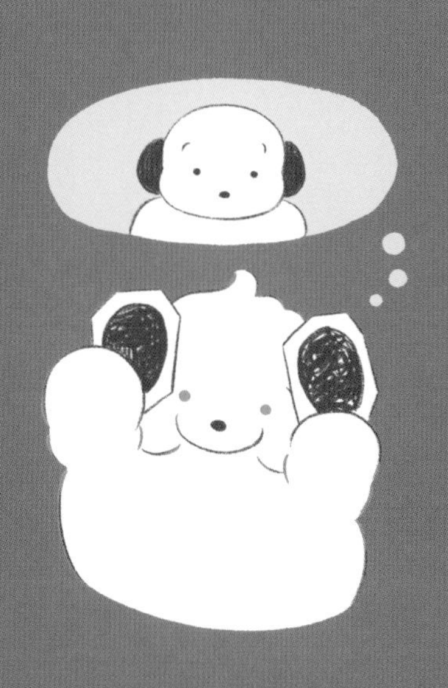

人と自分をくらべて劣等感を抱いたり、コミュニケーションがうまくとれない相手にイライラしたり。それでも他人との関わりは避けて通ることができません。そんなときに役立つ、気持ちを支える考え方と実用的な対処法をまとめました。

er people

case 15

人と自分をくらべてしまう

「自分」という友だちにアドバイスを送ってみよう

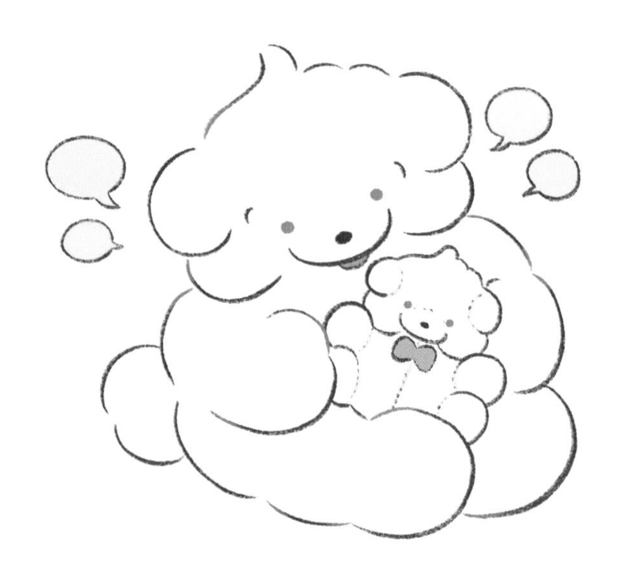

人と自分をくらべることの先には「負け」しかない

営業成績がよい先輩と今ひとつ結果を出せない自分をくらべると、「先輩はすごくて、自分はダメだ」と思ってしまいがちです。でも、人とくらべることの行き着く先には「負け」しかないんです。その意味を少し考えてみましょう。

「営業成績がよい」のは、A先輩のできるところ。それに対して、「結果を出せない」のは、自分のできないところです。「できるところ」と「できないところ」をくらべているのですから、そもそもかなうわけがありません。

それなら、自分の「できるところ」を比較材料にしたら？　A先輩って、服装がややダサめ。私のほうがセンスがいいよね……。

こんなふうに思うと、一瞬「勝った」ような気がするかもしれません。でも、気分がよいのはそのときだけ。**勝ったことに満足して相手を見下した時点で、自分自身の成長はストップしてしまいます。**

その後、自分は進歩しないままA先輩以外の人と自分をくらべる機会も出てくるでしょう。そして、いつか必ず自分より優れたセンスの持ち主に出会い、負ける日がやってきます。

このように、人と自分をくらべることの先には、いつだって「負け」と「落ち込み」が待っています。「私なんてダメだ」などと苦しむのを避けたいなら、くらべること自体をやめるのがいちばんなんです。

自分にも他人にも、「できるところ」と「できないところ」があります。一部分をとりあげて比較し、勝った・負けたなどと考えても、自分を追い込んでしまうだけ。たとえいっとき勝っても、いずれ負けることがわかっている勝負をする必要はありませんよね。

他人目線で自分へのアドバイスを送ってみる

いいことなんてないとわかっていても、くらべることをやめられない……。そんなときは、73ページのワークを試してみてください。

いちばんのポイントは、「他人にアドバイスする」という立場に身をおいてみること。主観にとらわれていると、思考がネガティブな方向に広がりがちです。でも一歩引くことで、別の視点からものごとを見ることができるようになるんです。

「他人に向けたアドバイス」という設定であっても、このときに浮かんでくるのは自分自身の考えです。正論や前向きな言葉は、他人から言われると不快に思えることもあるもの。でも、自分からの言葉なら受け入れやすいのではないでしょうか。

また、思いついたアドバイスに従えなくても問題はありません。本当の狙いは、ネガティブな思いとは別の考えを自分の中から探し出すこと。アドバイスすることができただけで一歩前進、ということですね。

WORK

他人目線からのアドバイス

1 〜 3 の順に作業し、人とくらべたときのつらい気持ちをラクにしましょう。

1 人とくらべたとき、わいてきた感情を思い出します。

例 SNSで友だちの楽しそうな投稿を見て落ち込んだ。

2 1 のとき、浮かんだ考えを思い出します。

例 自分は、社交的ではない性格のせいで、つまらない人生を送っていると思った。

3 2 の考えに悩まされているのが他人だったら、その人にどんなアドバイスをするか考えます。身近な人に話しかけるイメージで考えるとよいでしょう。

例

想定する人	アドバイス
友だち	SNSはそもそも、楽しいときしか投稿しないもの。実際は、私たちとそれほどかわらないと思うよ。
兄	別にSNSがすべてじゃないんだから、そんなに落ち込む必要ないよ。
恋人	あなたがアップしている写真も、もしかしたらだれかに羨ましいと思われているかも。お互い様だよ。

case 16

上司の当たりがきつい

上司のイライラを
きみが受け止めなくていいよ

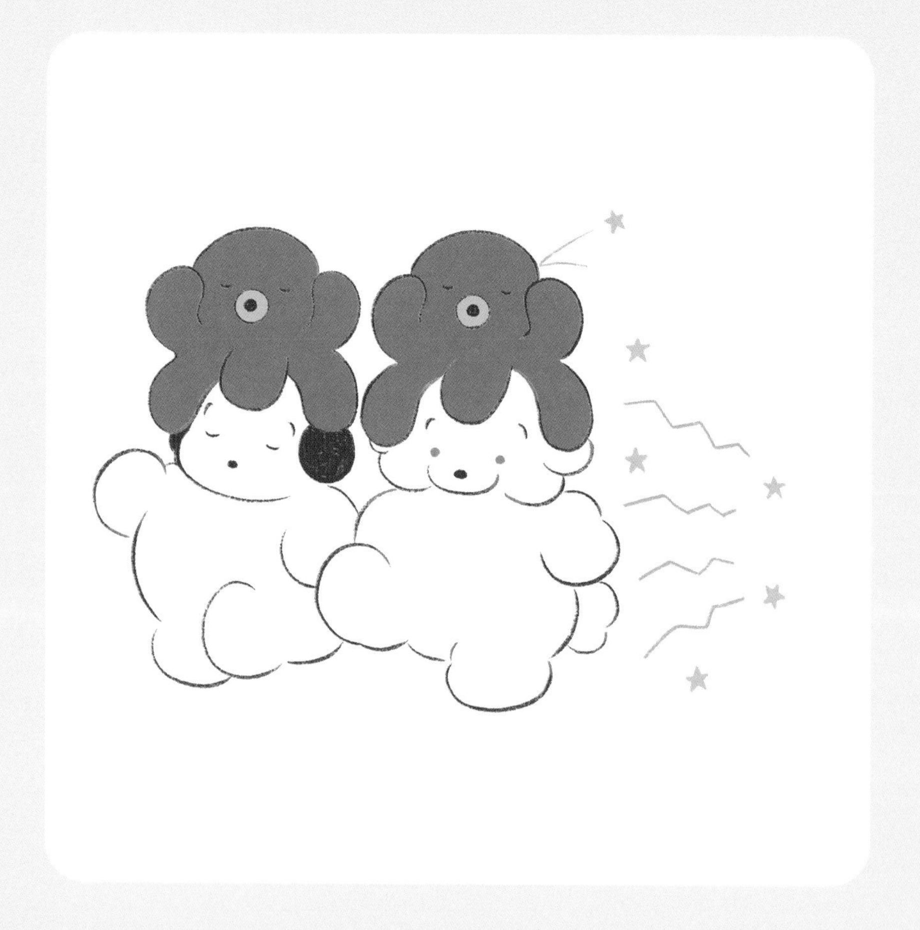

感情によって言葉の伝わり方がかわる

ミスをしたのが事実なら、上司に注意されるのは仕方がありません。とはいえ、「ねえねえ、いくらなんでもその言い方はないんじゃない？」なんて言いたくなることもありますよね。

落ち着いた口調で「次からは、忘れずに確認お願いね」と言われたのなら、素直に「はい。申し訳ありませんでした」と頭を下げ、言葉を受け入れられるはず。

でも不機嫌そうな顔をして、きつい口調で「確認が必要なことは知っていたよね？」と言い、ため息をハ～、なんてことをされたら？間違いなくヘコむでしょう。

ふたつの違いは、言動に上司の感情がのっているかどうか。ネガティブな感情をぶつける言葉は、聞いた側を傷つけるんです。

ミスをした事実と他人の感情を分けてみる

できれば上司に振るまいを改めてほしいところですが、残念ながら他人の行動をかえるのはとても難しいこと。つらさをやわらげるための近道として、自分の受け止め方をかえてみましょう。

基本は、**自分がミスをした「事実」は受け止めるけれど、その事実によってイライラしてしまうのは「上司の問題」と捉える**ことです。イライラには上司自身が対処するべきで、他人にぶつけるのは大間違い。また、ぶつけられた側がイライラを受け止めたり、律儀に反論したりする必要はありません。

とはいえ、感情的な言葉を浴びせられながら冷静さを保つのは難しいもの。若い頃の私がこうした場面を乗りきるために編み出したのが、「宇宙人作戦」です。

感情的な言葉を押し付けてくる人を前にしたら、相手を宇宙人だと思ってみる！ 「私、地球人なので、あなたの言葉が理解できませ〜ん」。こんなふうに思うと相手の感情をシャットアウトすることができ、ストレスが大幅に軽くなりました。

「自分のためになる言葉」のみ受け入れる

人に言われたことのうち、きちんと受け止めたいのは適切なアドバイスなど、「自分のために言ってくれた言葉」だけ。それにプラスされた相手の感情まで受け止める必要はありません。だって、上司のイライラのせいで自分が落ち込む……なんて、つながりがおかしいと思いませんか？

だれかの言葉にモヤモヤさせられたときは、「もしかしたら、あの人は宇宙人なのかも？」の考え方を思い出してみてください。自分と他人の心をしっかり切り分け、相手の感情に巻き込まれないようにしましょう。

WORK

相手と自分の感情を分ける

1～5の順に作業し、相手の感情に巻き込まれないようにする練習をしましょう。

1 気になっている場面を思い出します。

例 上司に連絡ミスを指摘された。

2 1の場面が気になっている理由を挙げます。

例 上司の態度に傷ついたから。

3 1の場面での相手の態度や言葉を思い出します。

例 「連絡するのは常識だ。そんなことも知らないのか?」とネチネチ言われた。

4 3に対する自分の反応を思い出します。

例 萎縮してしまい、何も言えなかった。

5 次に同じことが起こったら、どのように対応するか考えます。

例 ミスについては謝罪し、いやみな言葉は聞き流すようにする。

case 17

あの人、どうしてできないの？

自分基準をいったん手放してみよう

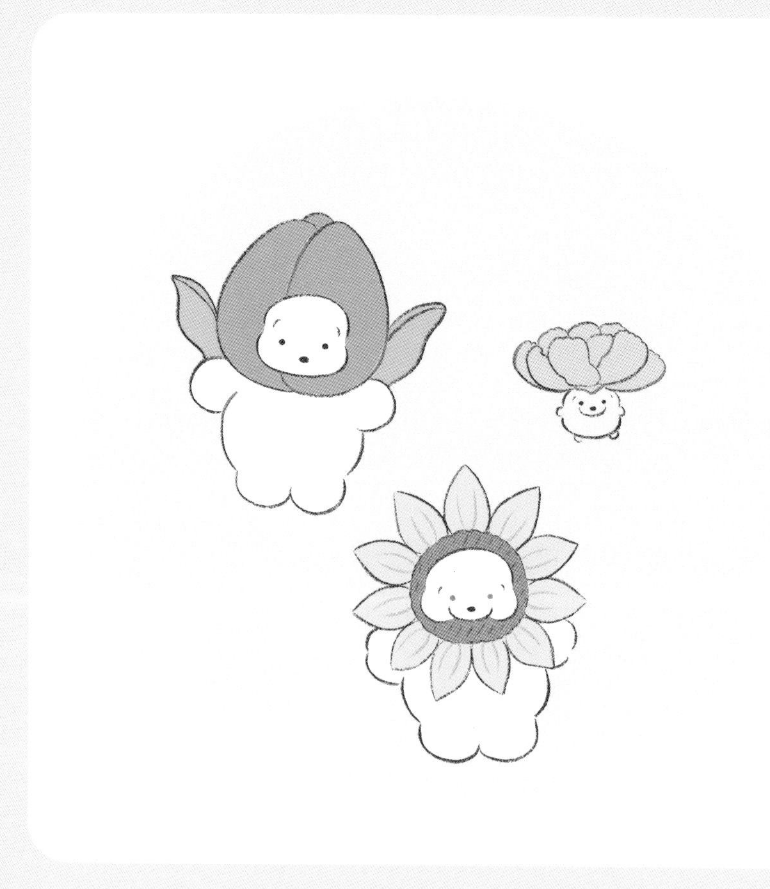

「自分ができること」は気づきにくいもの

私が管理職になったばかりの頃のことです。管理者同士で打ち合わせをするたびに、「なんで、みんなこれをちゃんとやらないの？」とモヤモヤさせられていました。

看護の仕事は専門職です。スタッフは皆、同じ種類の教育を受け、それをベースに仕事をしているはずなのに、「自分はしているけれど、ほかの人たちはしていないこと」がやたらと目につきました。

そんなつもりはなかったけれど、もどかしさが態度に出ていたのかもしれません。あるとき、上司にこんなことを言われたんです。

あのな、小瀬古さん。管理者といっても、個人の能力やこれまでの仕事経験はバラバラや。あなたみたいに頑張りきれる人もいるけど、そうでない人もいる。「自分と人は違う」と思ってほしい……。

上司の言葉は、ストンと腹落ちしました。それまでの私は、**「同じ仕事をしている」というだけの理由で、自分にできることは人にもできると決めつけていた**んです。

他人がマイルールから外れるのはあたりまえ

あたりまえのことですが、人間はひとりひとり違います。でも私は、同じ仕事に就き、共通言語をもっているからという理由で、周りが自分と同じように考え、同じように動くはずだと思い込んでいたのだと思います。

そのせいで、「この場面ではこうすべき」という自分の価値観を他人にも当てはめてしまった。そして、勝手につくりあげたマイルールから外れる人を心の中で責めていたんです。

同じ作業でも、得意な人と苦手な人がいます。その作業をどのぐらい重要だと思うかによって、ていねいさや優先度もかわってくるでしょう。だから、私基準の「あるべきやり方」をそのまま押し付けるのは、そもそも無理があったんです。

相手に合ったやり方で頼んでみるとスムーズに

相手の仕事ぶりなどに疑問を覚えるときにしたほうがいいのは、**「はあ？　なんでできないの？」とイライラすることではなく、相手を知ること**です。「自分ができること＝他人にもできること」という思い込みを捨て、相手の能力や経験、考え方などを確認してみてください。そのうえで、自分がしてほしいことと相手にできることをすり合わせていきましょう。

こうして見つけた落としどころは、お互いにとって無理のないものになるはず。「どうして、こんなこともできないの？」「いやいや、どうしてそんなに無理なことを言うの？」という気持ちのすれ違いも減らしていけると思います。

HINT

自分の要望を上手に伝える

相手を尊重しながら、自分のしてほしいことを伝えたいときは、
「みかんていいな」のキーワードを心がけましょう。

み 見たこと（事実）

例

来月のスケジュール、
まだ提出していないよね。

かん 感じたこと

例

全員の分がそろわないと私の作業ができないから、ちょっと困っちゃって。

てい 提案すること

例

上旬の分だけでも、
今日中に提出してもらえないかな？

いな 否定されたときの代案

例

あさってまで待つから、
1カ月分まとめて提出してもらえる？

case 18 言いたいことが伝わらなくてイライラ

自分の世界と相手の世界はルールが違うのかも

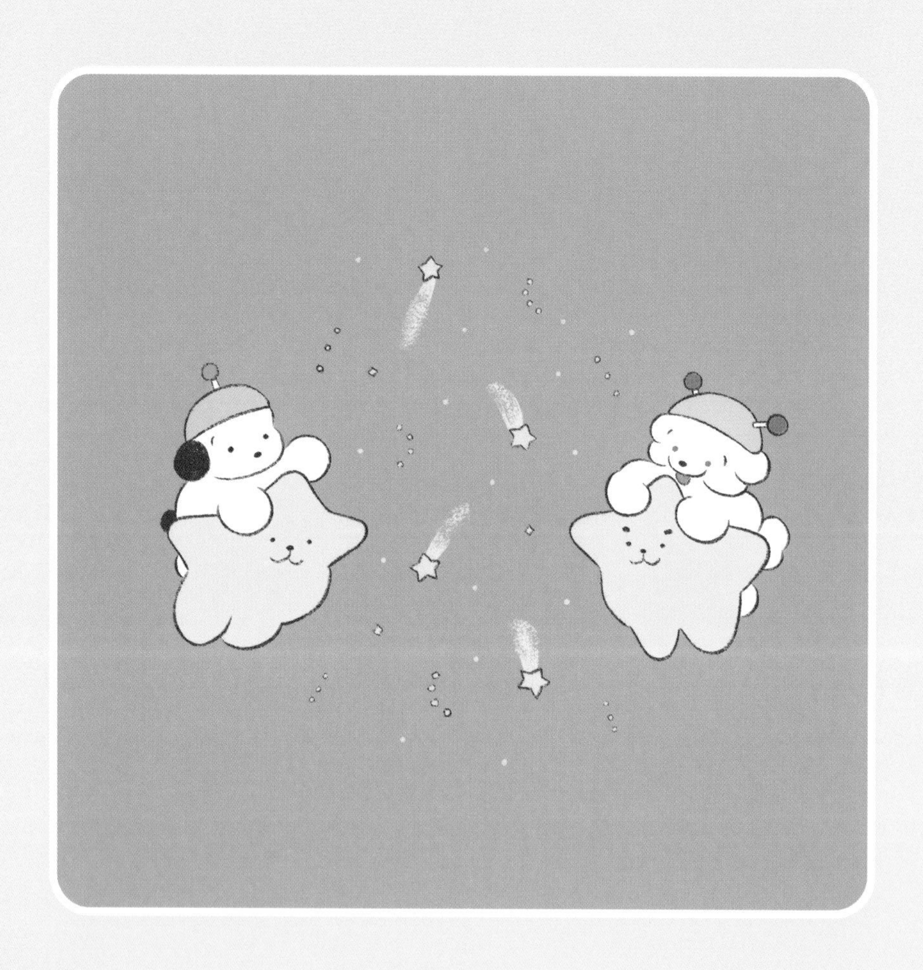

前提がそろっていない会話は行き違いを生む

「今朝ヒルクライムに行って、ひと休みしてコーヒーを飲んだんです」。私がこんな話を始めたら、どんな場面を想像しますか？

私が伝えたかったのは、ロードバイクで山道を登り、山頂で持参したコーヒーを味わった、ということです。でもロードバイクの知識がなければ、「ヒルクライム」という喫茶店でモーニングコーヒーを飲んだ、と理解しても不思議ではありません。

こうした行き違いが起こるのは、「話の前提」がそろっていないことが原因です。「ヒルクライム」なんて、自転車に興味がない人にとっては聞きなれない言葉。正確な意味はわからないのが普通です。

私がさらに「いや〜、途中でヘルメットがずれてきちゃって大変でした」なんて続けたら？　相手は、喫茶店でヘルメットをかぶったままコーヒーをすする姿を思い浮かべ、私のことを変人だと思うかもしれません。

「どちらが正しいのか」にこだわるとしんどい

言いたいことが他人にうまく伝わらないと、「ちゃんと伝えたのに」と、もどかしく思うこともあるでしょう。でも、**相手と自分のどちらが正しいかにこだわると、関係がぎくしゃくしかねません。**

行き違いが多いと感じるなら、日頃から「相手と前提をそろえたうえで話す」ことを心がけてみてください。お互いの知識や考え方をすり合わせておくことで、話が通じやすくなるからです。

「〜はあたりまえ」が通用するのは、「自分ワールド」の中だけ。相手には相手の「あたりまえ」があることを忘れてはいけません。会話を成立させるためには、「自分ワールド」と「相手ワールド」の共通言語を使う必要があるんです。

いったん立ち止まり、話の前提を確認する習慣を

たとえば研修の講師を依頼された場合、「自分ワールド」の中では、資料を用意し、原稿をまとめて話す練習をしておくのがあたりまえだったとします。でもそのまま突っ走らず、いったんストップ。

そして研修の担当者に、「こんな準備をしようと思うのですが、この方向でいいでしょうか？」などと確認してみましょう。「相手ワールド」を知るには、ストレートに聞いてみるのがいちばんだからです。お互いの考えにずれがある場合はこの段階で修正できるので、準備も無駄なく進められるはず。当日も、研修担当者や受講者と前提がそろった状態で講義を始められるでしょう。

普通はこうするよね、これが当然だよね。そんな感覚が、「自分ワールド」に突入するサイン。突き進む前に立ち止まり、「相手ワールドの“普通”はどうなのかな？」と考えるようにしてみましょう。

WORK

話の前提をそろえるための3ステップ

1 ～ 3 の順に作業しましょう。相手と自分の話にずれがないことを確認するための、上手な質問のしかたを考えるヒントになります。

1 自分がいちばん伝えたいことを、ひと言で考えます。

例 繁忙期は、同じチームのなかで先に作業が終わっている人が、忙しい人の作業を手伝うべき。

2 1 のように考える理由を挙げます。

例 このままだと一部の人に作業が集中して、連日残業をしないといけなくなりそうだから。

3 2 を踏まえて、1 を疑問文にかえます。

例 残業する人を減らすために、繁忙期はほかの人の作業も手伝ったほうがいいと思うのですが、いかがでしょうか？

POINT

1 のメッセージをそのまま伝えると、相手から「自分が仕事をサボりたいだけなんじゃないの？」と誤解されてしまう可能性もあります。ムッとした相手を見て、当然、自分もいい気はしないでしょう。上のように、提案の背景にある考えを説明し、相手のスタンスを確認することで、そのような誤解やすれ違いを防ぐことができます。

case 19

頑固なせいで人とぶつかる

自分が間違っている前提で事実を再確認！

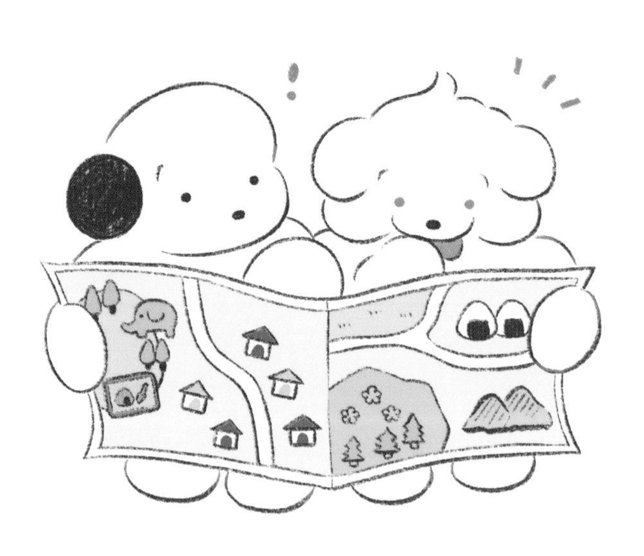

「自分が正しい」は思い込みかもしれない

以前、私が参加したオンライン研修でのことです。アーカイブの配信日は昨日のはずなのに、見られなかった。少し怒りのこもった調子で「配信日が変更になるなら事前に伝えてもらわなければ困る」というメールを送りました。

でも、その映像は数日前に配信ずみ。配信スケジュールの変更もなく、完全に自分の思い違いだったんです。原因は単純に私がアカウントを間違えていたことでした。

カン違いは、だれもが経験していること。多くの場合、自分が間違っている可能性も考えるはずです。しかし、それをせずに相手を責めてしまったのは、「自分が正しい」という思い込みがあったからだと思います。

「自分が間違っているかも？」で対応がかわる

同じ出来事でも、思い込みがなければ対応が違っていたでしょう。映像が見られないのは、システムのトラブルかもしれないし、事前に予定変更の通知が届いていたのかもしれない。可能性はいろいろ考えられますよね。

できる範囲で確認しても理由がわからなければ、問い合わせのメールを送ることになるでしょう。でも、自分が間違っているのかも？と考えてみたあとなら、強い調子の苦情ではなく、配信スケジュールなどを確認するようなものになったのではないかと思います。

想像したことではなく事実に目を向ける

「自分は正しい」という思い込みは、過去のいやな経験がきっかけとなっていることもあります。不快な思いをさせられそうな場面に過敏になり、相手は失敗を私のせいにするんじゃないか？　など、ネガティブな想像を必要以上にふくらませてしまう。そのせいで、実際には何も起こっていないのにつらさがあふれてきます。そして自分を守るために、気持ちがたかぶった状態で相手を責めてしまうんです。

過去の経験を思い出してつらい感情が出てくるのは、自然な反応です。抑えようとする必要はありません。でもその感情をストレートにぶつけると、相手も自分も傷つけることになります。

だから、「感じたことをそのまま口に出さない」と決めてください。自分を苦しめている感情は、想像が生み出したものであることも多いからです。

相手を責めそうになったときはぐっと踏みとどまり、「自分が間違っているかも？」という前提で事実を見直してみる。そのひと手間で、相手にかける言葉が大きくかわってくると思います。

WORK

相手への伝え方を考える

1 〜 3 の順に作業し、よりよい伝え方の練習をしてみましょう。

1 「相手が間違っている」と思っても、そのときの気持ちをそのまま口に出さずにがまんします。

社内の人から、業務に必要なメールの返信がない場合

例 あの人、こんなに重要なメールに返信しないなんて本当に仕事ができないな。

2 「相手が正しく、自分が間違っているかも？」という前提で捉え直したときに浮かぶ考えを挙げます。

例
- 相手は、いつもきちんと返信してくれる
- 過去の受信メールを削除したときに、間違って相手からのメールも削除してしまったかもしれない

3 2 を踏まえて、伝え方を考えます。

例 何かしらの手違いでメールが届いていなければ申し訳ありません。お手すきの際にご返信いただければ幸いです。

POINT

「相手が間違っている」と思っていても、事実を確認したら自分のミスだった、ということはよく起こることです。だからこそ、相手への伝え方は少し立ち止まって考えるクセをつけるとよいでしょう。私たちは「どちらが正しいのか」という勝負をしているわけではありません。相手のミスを指摘したからといって「勝った」ことにはなりませんし、逆もまたしかりです。勝負の気持ちを手放し、落ち着いて伝え方を考えましょう。

case 20

友人を助けられない自分って無力…

「確実にできること」がきっと相手の助けになるよ

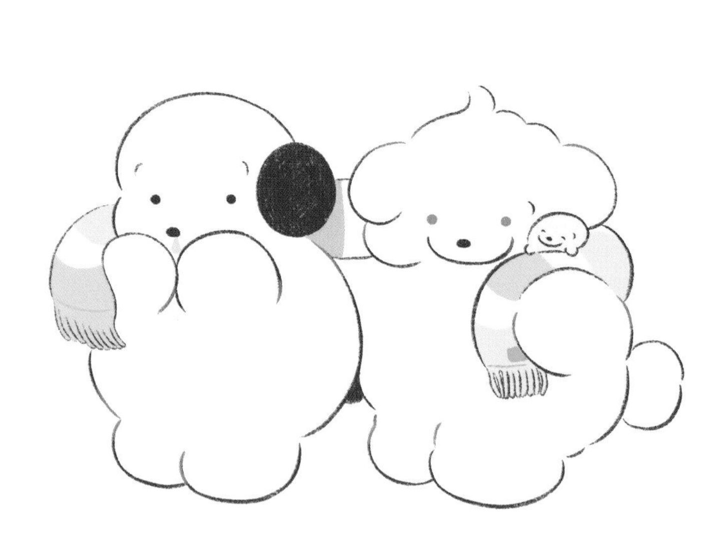

自分にできることには限界がある

仲のよい友人が悩みごとを抱えて苦しんでいるとき、助けたい、役に立ちたい、と思うのは自然なことです。でも悩みごとの質や友人の心の状態によっては、自分の手に余る場合があるのも事実です。「部長がいやなヤツで腹が立つ！」ということなら、じっくり話を聞いたり、一緒に部長の悪口を言ったりすることで悩みはほぼ解消するかもしれません。でも「部長の陰謀で左遷されたのがつらい」となると、個人の力で解決するのは難しくなります。

プライベートの友人としてできるのは、なぐさめたり励ましたりすることぐらい。会社と闘って左遷を取り消させる、なんて部分に関しては、専門家の力が必要でしょう。また、悩みの内容がどのようなものであっても、落ち込みが激しかったり体調にも影響が出たりしている場合は、カウンセラーや医師など、プロの手を借りる必要があります。

自分が何をするかは気持ちを整理してから考える

相談を受けた側にとって大切なのは、「バランスのとれた対処」をすることです。自分を信用して頼ってくれた友人の期待に応えられないのはつらい……などと感じるなら、まずは自分の気持ちを整理することから始めましょう。

他人のどのような悩みでも解決してあげることができたら理想的ですが、実際には難しいもの。ひとりの人間の力に限界があるのは、あたりまえです。自力で解決できないからといって、自分のことを「冷たい」「能力不足だ」などと責める必要はないんです。

気持ちの整理が必要なのは、相手のつらさに巻き込まれるのを避けるためです。「助けてあげたい」「役に立ちたい」という思いが強いと、一日中一緒にいて支えてあげる、など極端な対処法を選んでしまうことがあります。自分の守備範囲を超えて頑張りすぎ、結果的に友人も自分もつらくなる、ということになりかねないんです。

現実的な対処法は最高と最悪の中間にある

ある程度気持ちの整理がついたら、自分にできることを探しましょう。そのときに役立つのが、「最高のシナリオ」と「最悪のシナリオ」を考えることです。最高のシナリオの自分は、友人の悩みをスパッと解決するヒーロー。でも最悪のシナリオでは、苦しんでいる友人のために何もしない冷たい人……。

あえて極端なシナリオを想定するのは、現実的な落としどころに目を向けるためです。**「最高」でも「最低」でもない中間、点数をつけるなら100点満点で40〜60点あたりが、「実際にできること」。**その中から、今の自分にできそうなことを選んでください。

WORK

「最高」と「最低」のシナリオづくり

1 ～ 3 の順に作業し、現実的な対処法について考えてみましょう。

1 気になっていることの今後について、自分にとって最高のシナリオをつくります。

［例］友人の悩みに適切なアドバイスをしてすっきり解決する。

2 1 と同じことについて、最悪のシナリオをつくります。

［例］友人の話をちゃんと聞かずに突き放す。

3 1 を100点、2 を0点とした場合、40～60点に相当することを探します。

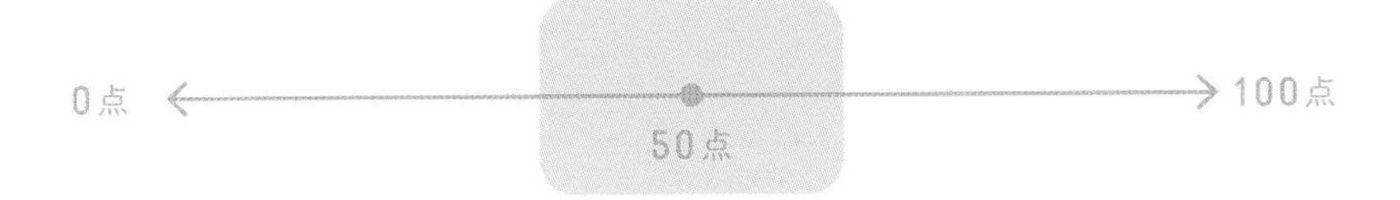

［例］
- あいづちを打ちながら、悩みをちゃんと聞く
- 「つらいときには、いつでも連絡して」と伝える

POINT

「40～60点の対応」を考えるポイントは、「最高のシナリオ」「最悪のシナリオ」の間に位置する「現実的なシナリオ」です。今すぐ自分ができそうなことや、その対応を続けていても自分が疲れないことを考えるとよいでしょう。

case 21

マウンティングされるのがいや

自分を評価できるのは 自分だけだもんね

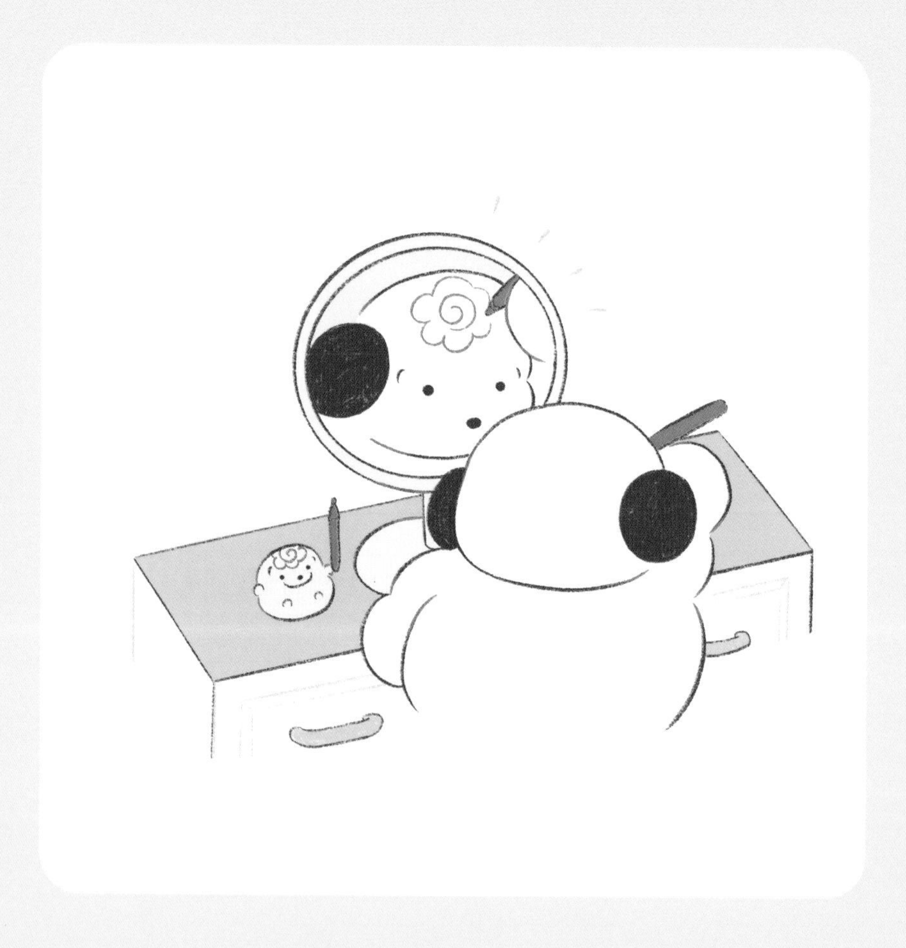

自分に自信がないから他人を見下したくなる

私にも、身近な人のマウンティングが気になった時期があります。相手の言動に、日々イラッとしてばかり。スッキリしないので、他人を見下すような態度をとるのはなぜだろう？　と考えてみました。そのときに出した答えが、次の3つです。

1. **自信過剰が行きすぎて、優越感に浸りたくなっている**
2. **自分が見下されるのを避けるため、先制攻撃をかけている**
3. **自分が見下されたら傷つくのに、同じことをされたときの相手の気持ちを想像しきれない**

自分なりの理由を見つけたことで、心のザワつきは少しおさまりました。マウンティングは、他人を下げることで相対的に自分を上げる行為。だれが見ても自分が上、という状態だったら、わざわざ相手を下げる必要はありませんよね？

マウンティングしたがるのは、自分に自信がもてず、人生が充実していないからなんだな、と気づくことができました。

マウンティングせずにいられないのは相手の問題

同僚との雑談中、何げなくスマホを買いかえたことを話したとします。それを聞いたAさんは、「それってレンズの切り替えができきないタイプでしょ。私のはマクロ撮影もできて……」と、自分のスマホが高機能であることを話しはじめました。

あからさまに見下すようなことを言われれば、いやな気持ちになるでしょう。でもＡさんの言動を気にする必要はありません。

理由はどうあれ、**マウンティングが行われるとき、課題を抱えているのは「する側」です。**自分と向き合い、気持ちを整理するべきなのは相手のほう。その過程に自分が関わることはできません。

一方的にマウンティングしたがるのは、その人が満たされていない証拠。「まあ、頑張って自分でなんとかしてね」と、スルーするのがいちばんです。

マウンティングされているのは自分の「一部」

とはいえ、頭で理解することと感情は別。失礼な言動に、カチンときたり悲しくなったりすることもあるでしょう。

そんなときは、**相手が見下しているのは「自分の一部」にすぎないことに気づいてください。**マウンティングする側は、自分が優位に立てそうなポイントを見つけ、そこをついてくるだけ。そんな偏った評価をまともに受け止める必要はありません。

他人がなんと言おうと、自分を評価することができるのは自分だけです。マウンティングしたがる人の発言に自分の大切な時間を使いすぎないようにしたいですね。

WORK

マウンティングの「小ささ」に気づく

1～2の順に作業し、マウンティングされたことについて分析してみましょう。

1　マウンティングされて不快に感じた内容を挙げます。

例　夏休みに国内旅行に行った話をしたら、「国内は行きつくして飽きたから、私はパリに行ってきた。国内で満足できるなんてお金がかからなくて羨ましい」と上から目線で言われてムカついた。

2　1の内容が、生活全体の中で占める割合は100％中、どのぐらいか考えます。

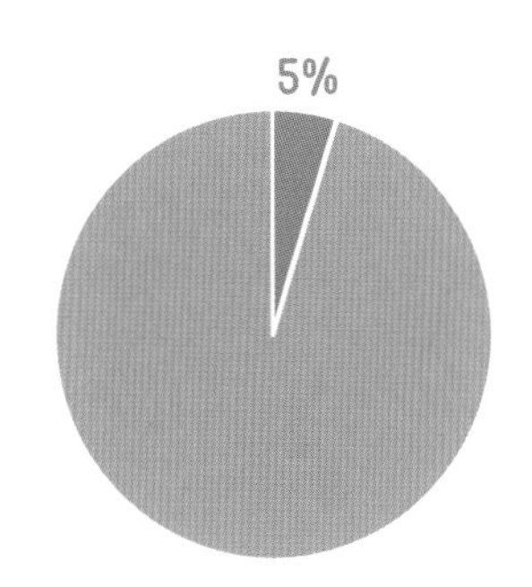

例　旅行は好きだけどたまに行くだけ。普段は趣味の映画観賞に夢中だから、「旅行に行く私」はほんの一部でしかないな。

POINT

「私は全力100％で取り組んでいることにマウンティングされた」という人は、自分を構成する要素を俯瞰したときにも100％の割合かどうかを、再度自身に問いかけてみてください。

参考　自分を構成する要素の例

家族の中の役割、友人との関わり、会社（学校）での立ち位置、趣味や得意なこと、今勉強していること

case 22

後輩の指導がうまくいかない

見守るほうが 相手が成長できるかも

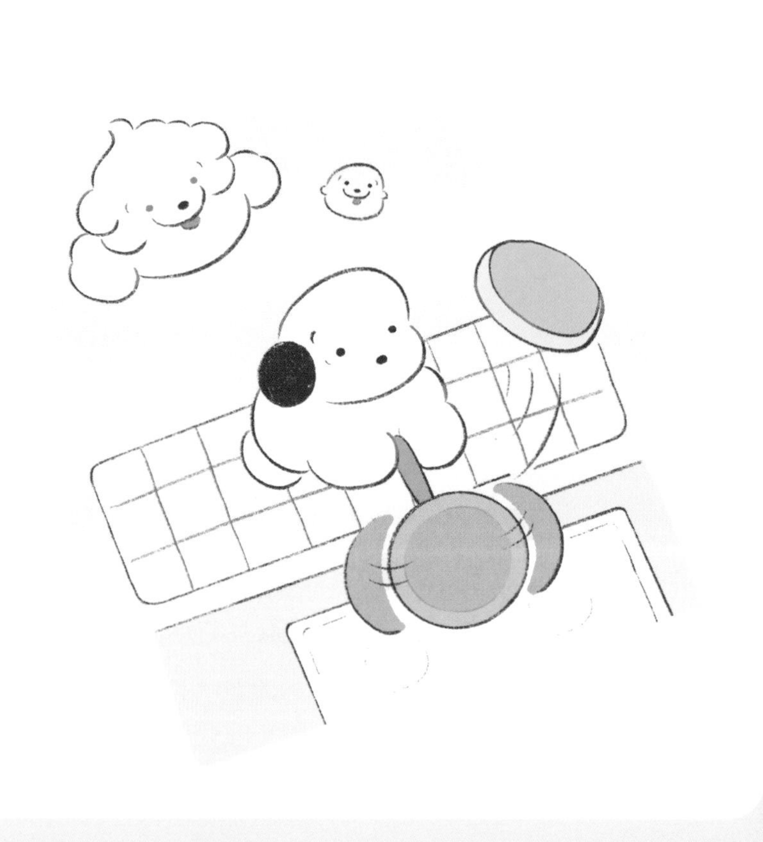

「相手のため」に何をしたほうがいいのか

Ａさんが指導を任されている後輩のＢさんは、仕事の段取りが今ひとつ。今回も、納期が遅れることになりました。取引先に連絡して了承を得ておくべきなのに、やろうとしません。

見かねたＡさんは、Ｂさんにかわって連絡を入れ、取引先におわびしました。Ｂさんが連絡しにくい気持ちはよくわかったし、やってみせることでＢさんが対処法を学べると思ったからです。

でもＢさんはその後も失敗を繰り返します。スキルアップしようとする意欲が感じられず、ミスをフォローしても感謝の言葉もないことに、Ａさんはイラッとするように……。

助けすぎると相手は成長できないかも

依存症などの治療の現場で、「イネイブリング」という言葉が使われることがあります。**手助けのつもりでしたことが、かえって相手の問題行動を助長してしまうことを指します。**

Ａさんの行動を、Ｂさんの視点から見直してみましょう。自分のミスで納期が遅れ、取引先に連絡を入れなければなりません。言いにくいなあ、いやだなあ、とグズグズしていたら、なんとＡさんがかわりにやってくれた！　わあ、ラッキー！

結果的に、ミスをした張本人であるBさんはまったくいやな思いをしていません。学んだのはトラブルの対処法ではなく、いやなことがあっても、Aさんがかわりにやってくれるということです。

次に同じことが起こったとき、Bさんはこのときの学びを生かして行動するでしょう。自分では動かず、Aさんが助けてくれるのを待つわけです。

肩がわりするサポートではなく、見守るサポートを

こうした悪循環を断ち切るためには、Aさんが行動をかえる必要があります。まず、「Bさんがミスをしても困らない状況」をつくっているのは自分であることに気づいてください。そして、本人がやるべき仕事を先回りしてやってあげるのはやめましょう。

本人が主体的に成長していくことが、指導係を任されたAさんの望みでもあります。Bさんがおわびの連絡をためらっているのに気づいたのなら、伝え方を考えるところまでを一緒に行い、その後の様子を見守ればいいんです。

「叱られるかもしれない、いやだなあ」といった不安はBさん自身のもの。かわりに背負ってあげようとする必要はありません。何かを「やってあげよう」と思ったときは、行動する前に考えてみてください。これは本当に相手のためになるのかな？　ずっと続けたら、自分が疲れてしまわないかな？

WORK

「やりすぎ」にならない関わり方を探す

1～2の順に作業し、自分にも無理がなく、後輩の成長にもつながる関わり方を探してみましょう。

1 これまで、相手のためを思ってしてきたことを挙げます。

例　自分の時間を犠牲にして後輩がやるべき作業をしてあげた。

2 下のI～IIIからヒントになりそうなことを見つけ、1のかわりにできることを考えます。

I　本人の成長につながらなさそうならやめる

II　本人が自分の行動の問題点に気づける関わり方をする

III　自分の気持ちを相手に伝える

例　その作業をやめて、「自分が今、やるべきことって何かわかる?」、もしくは「今までこういうフォローはしていたけど、これからは自分でやっていくようにね」と後輩に伝える。

POINT

「作業をかわりにやってあげるのはダメでも、指示ならいいのでは?」という疑問もあるかもしれません。ただ、指示を出しすぎても、「やりすぎ」指導になる可能性が。後輩は作業的な能力は上がっても、仕事的な能力は上がらなくなってしまいます。ぐっとこらえて見守るサポートに移行しましょう。
一方で、後輩が質問・相談してきたときに一緒に考えるということは、後輩の成長の妨げにならないのでよい関わり方だと思います。

case 23

「人と同じ」でないことが不安

同じにしたいことは何？たぶん全部じゃないよね

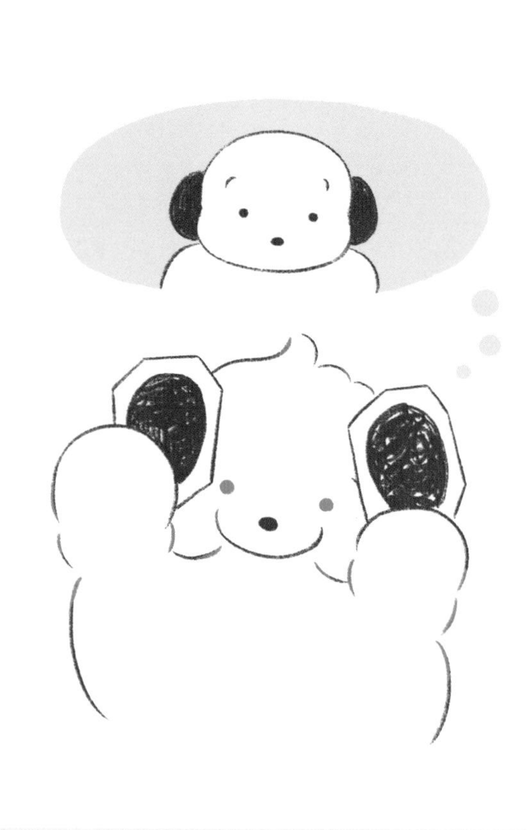

すべて多数派になるのは無理なこと

考え方や好み、生活スタイルなどは人それぞれ。とはいえ、世間に「多数派＝正解」という雰囲気があるのはたしかです。自分が多数派に属していないと、居心地の悪さを感じる場面があるのも無理はありません。

また､皆と同じゲームをしていないと話についていけなかったり、話題のものやお店について知らないとダサいと思われたり。人づきあいをするうえでやりにくさが出てくることも、「同じでありたい」と思う理由になっていると思います。

でも、同じゲームを楽しみ、同じブランドのバッグをもち、同じ芸能人を推していたとしても、自分と人は違います。すべてにおいて多数派であろうとするのは、そもそも無理があるんです。

「同じでなくてもいい」ことに目を向ける

そのことを踏まえてやってみてほしいのが、**「人と同じでありたい部分」と「同じでなくてもよいと思える部分」を分けること**です。分ける基準は、自分の感覚で構いません。

具体的に考えていくと、あらためて気づくこともあるはずです。スマホは皆と同じ人気機種がほしいけれど､SIMは格安でもいい。

推しの話で一緒に盛り上がりたいけれど、ライブやイベントには行かなくてもいい……。自分の中で振り分けてみることで、何をどこまで「同じ」にしたいのか、線引きをすることができます。

人間にとっていちばん不安なのは、「わからない」ことです。漠然と「人と同じでないこと」を避けようとすると、あれもこれもと、あらゆることが気になってしまいます。

そして、同じでありたいことを絞り込めれば、そのためにできることも見えてきます。先の見通しが立ってくれば、不安はやわらいでいくものです。

見通しを立てて行動することで不安は薄れていく

「人と同じでありたい部分」を見てみると、すぐに手に入らないものもあるかもしれません。そんなときは目標達成を目指して、「今できること」を始めましょう。

たとえば「友だちと同じように自分も結婚したい」という場合、相手もいないから無理！　とあきらめるのは早すぎます。まずは友人に紹介を頼む、婚活アプリを使ってみるなど、小さくてもよいので一歩踏み出してみてください。

大切なのは、自分なりの目標を決め、それに向けて動き出すこと。たとえ目標を達成できなかったとしても、次にどのような行動をとれば目標に近づけるのかを考えられますよね。

WORK

「同じでありたいもの」を知る

1～3の順に作業し、同じでありたいものを手に入れるための見通しを立ててみましょう。

1 「人と同じでありたい」と思うことや、そのために手に入れたいものを挙げます。

例 服やもちものは同僚と同レベルにしたい。

2 1のうち、すぐにできないことや手に入らないものを挙げます。

例 ブランドもののバッグ。

3 2を実現したり手に入れたりするために、今すぐできることを考えます。

例 毎日お弁当をつくってランチ代を節約する。

POINT

仮に、お金がなかなか目標金額に届かず挫折してしまっても大丈夫です。そのときのあなたは「ブランドもののバッグは難しいけど、服ならあと少しで買えそう」という見通しが立っているかもしれませんし、「ここまで努力するほど『同じにしたいもの』ではなかった」ということに気づくかもしれません。結果はどうあれ、「同じにしたいもの」を絞り込んで、その目標に向かって行動したという事実が大切です。

case 24

頼まれたことを断れない

自分が引き受けられるラインを決めるとラクに

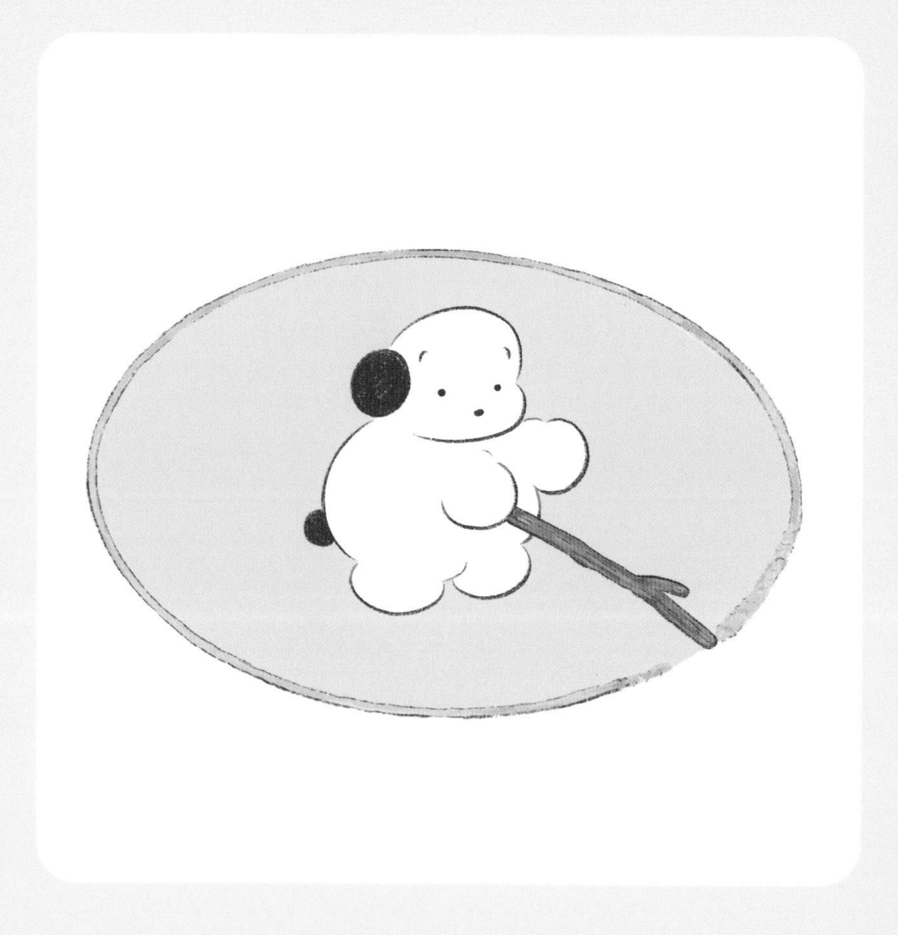

自分が「頼む側」だったら、どう思う？

「断るといやな人だと思われる」から断れない。そんな思いから、人の頼みごとをすべて受け入れ、キャパオーバーを起こしてしまう。そういう経験は、私にもあります。でも、本当に人からの頼みごとを断るといやな人と思われるのでしょうか。

一度、頼む側の立場から考えてみましょう。仕事が重なってしまったとき、同僚のＡさんに手伝いを頼んだとします。Ａさんの返事は、「ごめん！　私も締め切りが近い仕事があって、今は手が離せないんだ」。

あなたは、Ａさんいやな人だと思いますか？　おそらく、そんなことはありませんよね。断られたのは単にタイミングが悪かったせいだ、と受け止めるのではないでしょうか。

頼む側の視点に立つと、「断る＝いやな人だと思われる」という図式が、自分の思い込みだったことに気づけると思います。

引き受けるときは相手の期待を明らかにする

仕事として何かを頼まれた場合は、「期待に応えたい」という気持ちが断りにくさにつながることもあります。もちろん、依頼者の満足度を上げようと頑張るのは、すばらしいことです。

しかし、相手の期待を確認せずに引き受けて、必要以上に頑張りすぎると自分がつらくなってしまいますよね。そうならないように、相手が何をどこまで期待して、仕事を依頼しているのかを確認するようにしましょう。

私の経験上、相手の期待は、自分が思っているほど大きくなく、自分のできる範囲のことである場合のほうが多いと思います。これは立場を逆転させてみると、よくわかりますよね。

私たちも人に何かを頼むときには、相手の能力とのバランスを考えているもの。相手のキャパ以上の頼みごとをすることは、まずありません。そのため、相手が自分に期待していることを確認するひと手間が大切なんです。

まずは自分のキャパシティーの把握を

とはいえ、確認してみたら、どうやら自分のキャパ以上。おまけに、断りたいけれど相手が困っていそうだったり、お世話になった人からの頼みごとだったり……なんてこともあるかもしれません。

そういったときは、109ページの「引き受ける範囲」を考えるワークに取り組んでみましょう。キャパオーバーを起こして作業を完遂できないと、結局自分も相手も困ってしまいます。**自分が引き受けられる範囲を明確にし、相手に提案することは、決して「逃げ」などではなく、誠実な対応です。**

WORK

「引き受ける範囲」を考える

1〜3の順に作業し、断りたいけれど、相手が困っていそうだから迷ってしまう……というときに、「どこまでなら引き受けられるか」を考えましょう。

1 相手が自分に期待していることを確認します。

講演の司会を頼まれた場合

例 「声がよく通るし、話すのがうまいから」と言われた。

2 1について、自分が応えられる範囲や条件を考えます。

例 緊張するので、アドリブは無理。台本を準備してもらえればできそう。

3 2を相手にどのように伝えるか考えます。

例 「緊張するタイプだから正直、得意分野ではないけど、台本を準備してもらえるならやってみるね」

POINT

突然、頼みごとをされたとき、どう返事したらいいのか、迷うことがあると思います。そのときには、すぐに返答するのではなく、いったん上のワークをするための時間を確保するようにしましょう。とっさの返事では、期限をたずねたり、事情を伝えたりすることをおすすめします。

例
- 「いつまでにお返事すればよろしいでしょうか」
- 「今抱えている仕事の分量を確認したいので、明日、お返事しても大丈夫でしょうか」

case 25

0か100しか選べない

0と100の間の選択肢をプラスしてもいいかも

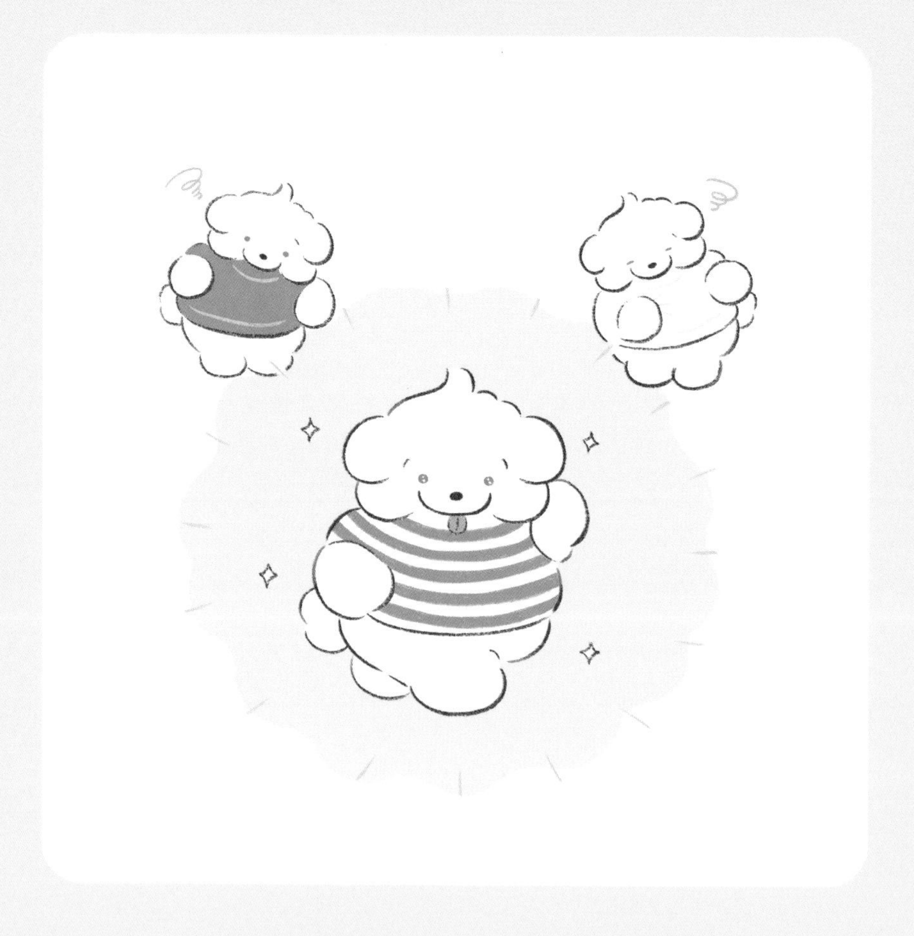

ものごとを極端に捉えるのは、考え方のクセ

彼にメッセージを送ったら、既読はつくのに2時間たっても返信がない。えっ！　既読スルー？　なんてイラッとすると、悪い想像は加速します。

彼は、私のことなんてどうでもよくなったんだ。都合が悪いときは平気で無視するんだ。なんてひどい人！　そしていったん「悪い人認定」すると、彼の行動すべてに悪い意味づけをしてしまうようになります。

こうしたことが起こるのは、ものごとを「0」か「100」、「よい」か「悪い」に二分してしまうためです。一般に「白黒思考」などと呼ばれることもある、「考え方のクセ」のひとつです。

これは、自分の意思とは関係なく、無意識に行ってしまう習慣的なものという意味も込めて「クセ」と表現しています。貧乏ゆすりや脚組みと同じようなものですね。つまり、意識的に直そうとすることで少しずつかえていけるものでもあるのです。

「よい」「悪い」の判断にすぐに飛びつかない

白黒思考が止まらないときは、自分の考え方のクセと向き合ってみましょう。**ものごとを「よい」「悪い」で判断する前に、自分の中**

にふわっと浮かんだ考え方を捉え、その根拠を探ってみてください。

たとえば、自分が送ったメッセージに、2時間たっても彼からの返信がない、というとき。まずは、そのときに「ふわっと浮かんだ考え」をしっかり捉えます。

浮かんできたのが、「えっ！　既読スルー？」だったのなら、それをキャッチ。次に、その考えを支持する根拠を考えます。

根拠として挙げたのが「昨日はすぐに返事をくれたから」だったとしたら、次はその信頼度をはかります。根拠としてどの程度信頼できるかを0～100％で考えてみましょう。

信頼度が70％だったとしたら、100％ではなく70％である理由に目を向けます。言いかえれば、「もしかしたら既読スルーじゃないかもしれない」と思っている「残り30％」の部分について、なぜそう思うのかを考えていくわけです。

すると、「仕事が忙しい日は、夜まで返事がなかったから」「これまでも上司と一緒にいるときは返事できないことがあったから」など、「既読スルー」とは別の考えや過去の経験を思い出しやすくなります。その結果、白黒思考に陥らず、その間にあるグラデーションに目を向けることができるのです。

このように気持ちをていねいに捉えていくと、自分なりの考え方のクセがわかってきます。これを続けていくうちに、「あ、また思い込みで先走ってる」と気づけるようになり、白黒思考にブレーキをかけられるようになっていきます。

WORK

ふわっと浮かぶ考えをキャッチする

1 ～ 4 の順に作業し、自分の考え方のクセを見つけてみましょう。

1 だれか（何か）を「悪い」と判断したときの気持ちを思い出します。

例　え？　既読スルー？　彼は私のことなんてどうでもいいんだ。都合が悪いときは平気で無視するんだ……。

2 1 のように感じた根拠を挙げ、その根拠の信頼度は100％中、どのぐらいか考えます。

例　いつもすぐ返事をくれる人なのに、私のことがめんどくさくなっているんだ。絶対100％の確率で既読スルー！

100%

3 2 で挙げた根拠とは矛盾する事実を思い出します。

例　先週は仕事が忙しくて既読がつくのが夜になってからだったな……。そのあと不安に思っている私のために、ドライブにつれていってくれたな。自分の都合では無視しない人かも。

4 2 の確信度をもう一度考えます。

例　今日も仕事が忙しいかもしれないから、既読スルーの確率は50％。仕事が終わったら連絡ちょうだいとメッセージを入れておくことにしよう。

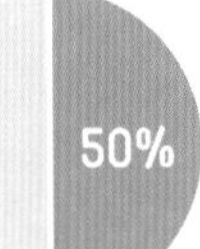

problems

第3章

仕事に関する困りごと

人間関係も仕事内容も
モヤモヤ…

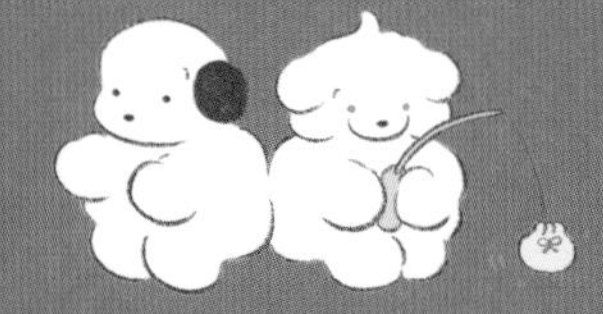

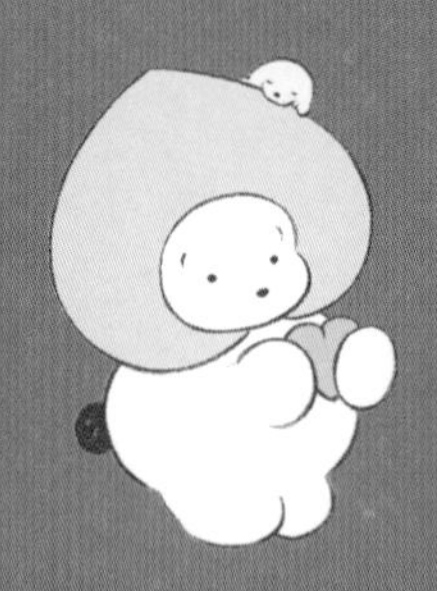

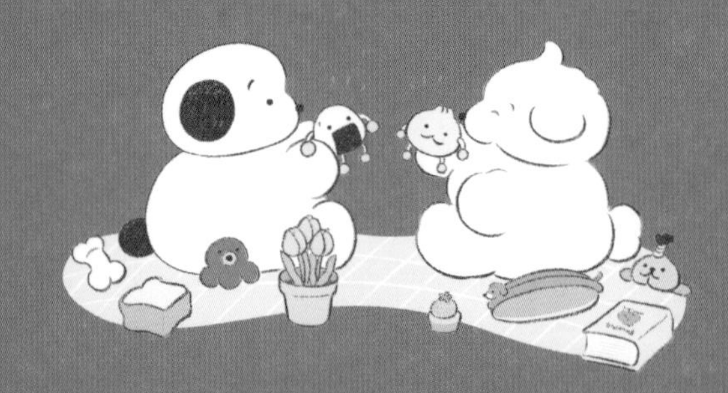

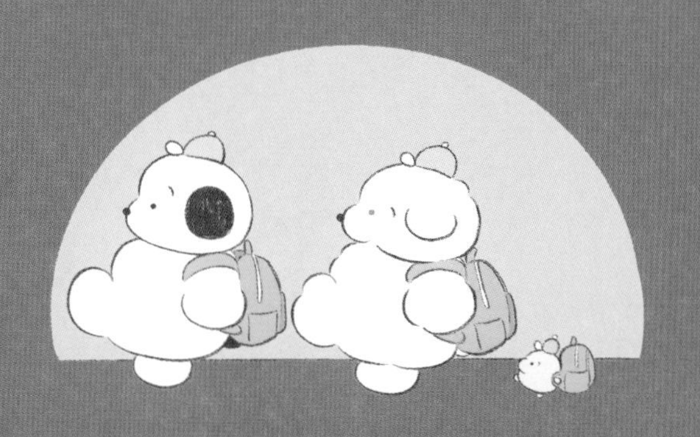

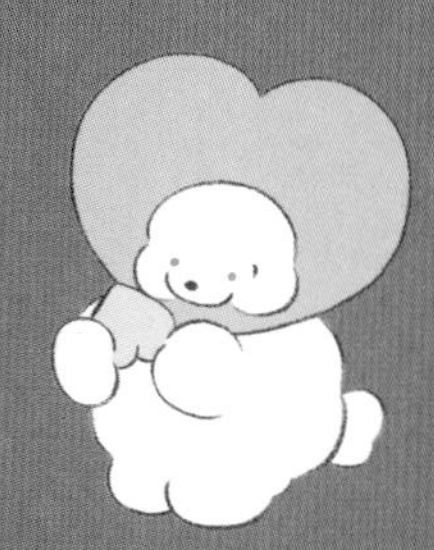

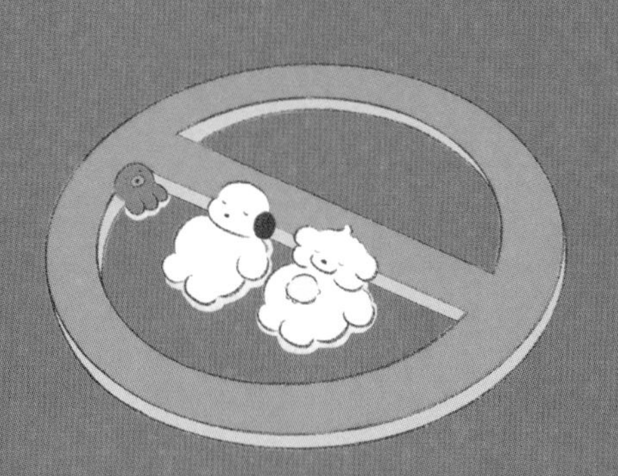

一日の大半を費やすからこそ、仕事はメンタルヘルスに大きく影響を及ぼします。ここからは、「仕事が忙しすぎる」から「苦手な人とのつきあいがしんどい」まで、仕事に関わる困りごとを幅広くピックアップしていきます。

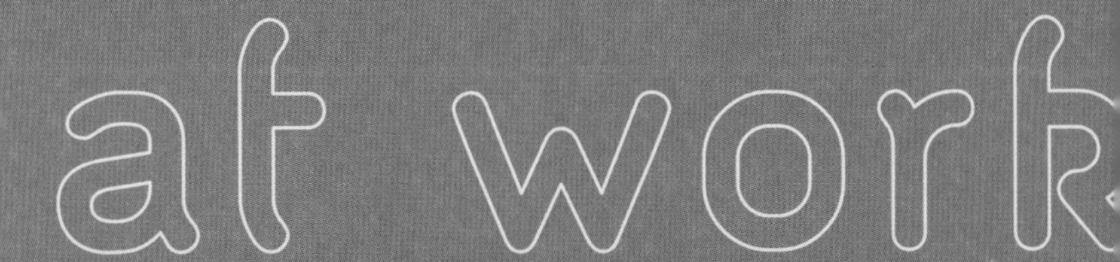

case 26

仕事が忙しすぎてつらい

エネルギーは無限じゃない ほどよくセーブしていこう

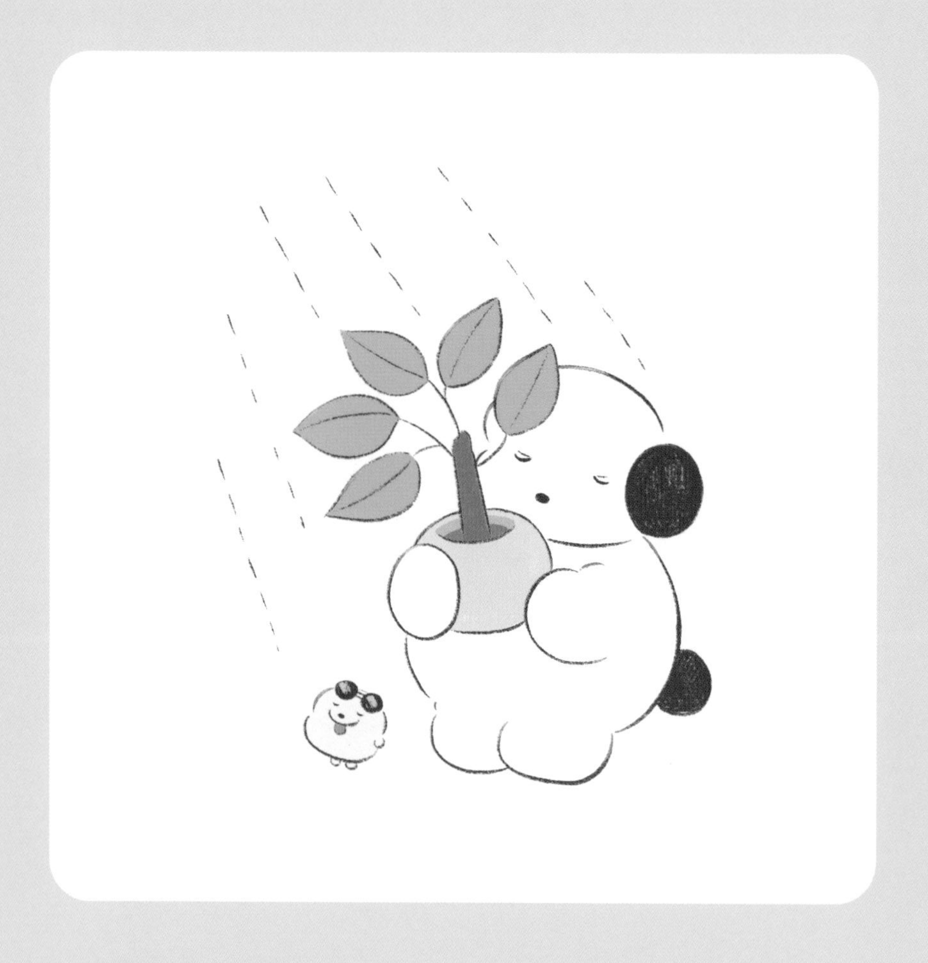

自分の限界サインを過小評価しないで

仕事をきちんとすることは、社会人の基本。でも、注意も必要です。責任感や周りの期待に応えようとする気持ちは大切ですが、強すぎると、自分の力以上に頑張ってしまうことがあるからです。

もうできないと思っても、「ほかの人も忙しいだろうから」「頼りにされているんだから」などと考えると、断ることができなくなってしまう。その結果、ひとりでたくさんの仕事を抱え込み、必死で働き続けることになるわけです。

つらさを抱えたまま頑張り続けると、感覚がだんだん麻痺してきて何が限界のサインなのかがわかりづらくなります。判断基準はさまざまありますが、わけもなく涙が出たり、怒りや孤独しか感じられなくなったり、無気力な状態がずっと続いたりするのはすでに危険な状態と捉えたほうがいいでしょう。

エネルギーは「安定して長もち」がベスト

仕事には、頑張るためのエネルギーが必要です。理想は、毎朝エネルギー満タンで仕事を始めて夕方まで元気に働き、使った分を夜の間に補充すること。でも人間は、コンセントにつないでおけば充電できるスマホとは違います。疲れている、悩みごとがあるなどの理由で、翌朝までにフルチャージできないこともあります。

補充不十分な状態で仕事に取りかかると、作業効率が落ちたり、昼過ぎにはエネルギー切れになってしまったり。さらに、エネルギー不足のまま頑張りつづけていると心身がくたびれ、バッテリーが劣化したときのように、エネルギーの補給・消費がスムーズにできなくなっていきます。

希望を伝えるときはリハーサルをすれば安心

エネルギー切れを防ぐためには、周りの協力が必要です。自分ができる仕事の範囲を考えたうえで、上司や同僚に相談しましょう。

ただし、これまで頑張ってきた人にとって、「仕事を減らしたい」という相談をするのは簡単なことではないはず。**考えをきちんと伝えられるよう、事前の準備をしっかりしておきましょう。**

まずは、セリフづくり。自分の希望だけでなく、その理由も付け加えます。「なぜそうしたいのか」によって、相手の受け止め方やその後の対処もかわってくるからです。

次に、リハーサル。自分のセリフを聞いたときの、相手の反応を想像してみてください。「ムッとしちゃうかな？」などと思う場合は、表現を再検討しましょう。ソフトに伝えたいなら、「私(Ｉ)」を主語にする「アイメッセージ」がおすすめです。責めているような印象を与えないので、相手が受け入れやすい表現になります。

HINT

アイメッセージに言いかえる

上司や同僚に伝えたい要求を、私(I)を主語にした言い方にかえた例を挙げます。こちらを参考に、自分の要求も言いかえてみましょう。

ほかの業務で忙しいとき

こんなに忙しいときに、できるわけないでしょう。

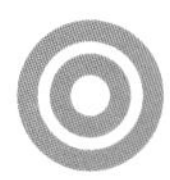

申し訳ないのですが、
私は今、ほかの業務で手いっぱいです。

仕事を減らしてほしいとき

仕事の割り振りがおかしいです。減らしてください。

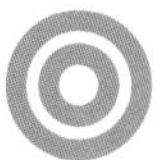

担当している作業が**私には**少し多いと思います。
分量について、ご相談できますでしょうか。

疲れているとき

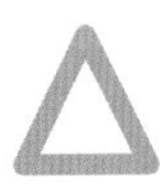

こんなに残業をさせないでください。

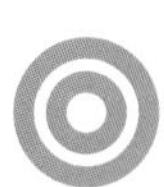

私、最近ずっとバタバタしていて、疲れがとれていなくて……。今日は残業せずに帰らせていただけると助かります。

case 27

自分が正しいはずなのに！

ものごとは見方によって違う形に見えるよね

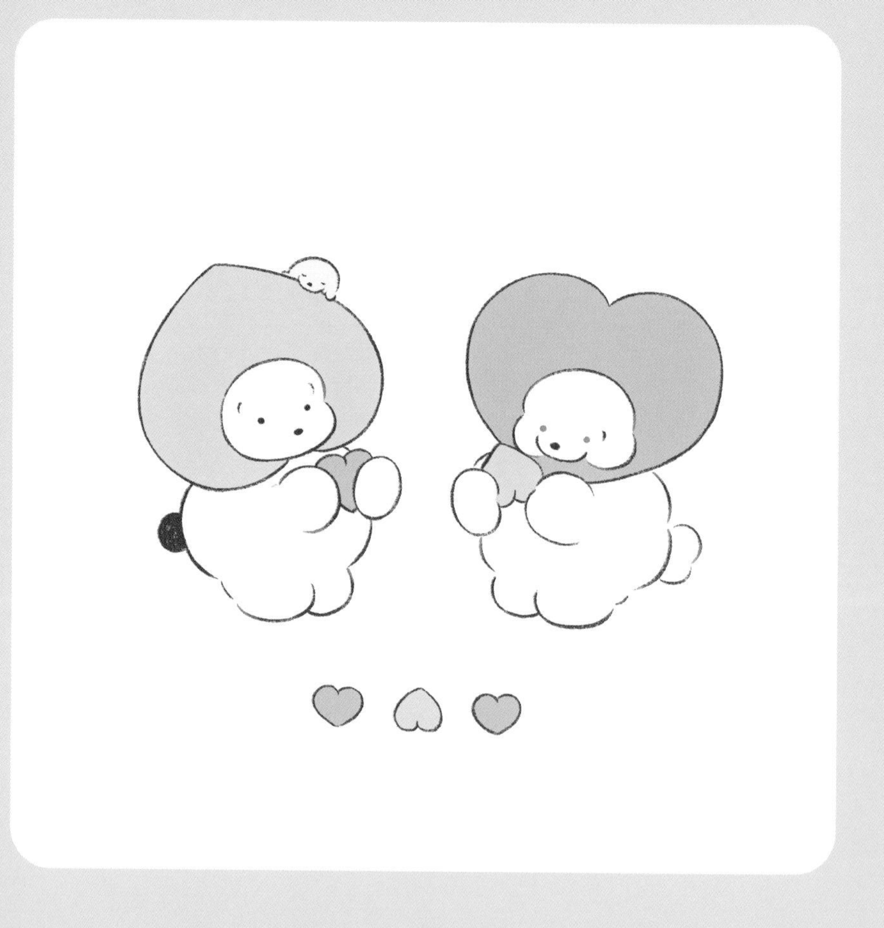

自分と他人の「正解」は違うこともある

会議の開始時刻に数分遅れたAさんがいたとします。今後の部署の方針について話し合う大事な会議なのに緊張感が足りないし、ほかの人に迷惑をかけている！　と、Bさんは不快に思いました。

会議が終わった後、「遅れないようにしたほうがいいですよ」と小声で注意したところ、Aさんは申し訳なさそうに謝りました。でも、あとになってほかの人から話を聞くと、Aさんの子どもが急に発熱し、家を出るのに手間取っていたということがわかりました。

他人の価値観に触れる経験が視野を広げる

大事な会議に遅刻してはいけない。こう考えることに問題はありません。でもそれは、あくまで個人の考え。唯一の正解とは限りません。

「〜するべき」という考えは、「自分が正しい」という気持ちから生まれます。ただし本人は、「自分だけが正しくて他人は間違っている！」と思っているわけではありません。単に「これがあたりまえ」「普通はこう」と思い込んでいるだけ、ということが多いんです。

たとえば私が中学生の頃、地元の中学校には「男子は丸刈り」という校則がありました。今聞くと、意味不明のとんでもないルールです。でも、当時はだれも「人権侵害だ！」などと抗議しなかった。それが「普通」で「あたりまえ」という思い込みがあったからです。

今の私が丸刈りの強制に疑問を覚えるのは、成長の過程でさまざまな価値観や考え方に触れたから。自分の「普通」が皆にとっての「普通」ではない、と経験を通して実感することができたからです。

「どちらが正解か」というゲームではない

でも中には、自分の価値観に疑問を覚えるような経験をするチャンスがないまま大人になる人もいます。自分基準での「〜するべき」にこだわってしまうことの問題は、他人とぶつかったり、自分勝手な人と思われて敬遠されたり、という生きづらさにつながりかねないことです。

正解・不正解がはっきりしているゲームやクイズとは違い、「ものの見方」の正解は、ひとつとは限りません。**自分が正しいからといって、ほかの人が間違っているわけじゃない。自分も相手も正しい、ということも多いんです。**

同じものでも、見る角度や目からの距離によって見え方が違います。たとえば三角柱は、真上から見たら三角形に見えて、真横から見たら四角形に見えるもの。自分に見えているものだけを正解と思うのではなく、別の角度からの見え方を受け入れてみることも大切だと思います。

HINT

視点をかえると見え方がかわる

ものごとの見方は、物体をいろいろな角度から見るのと似ています。下の図を参考に、見る角度によって見え方がかわることを忘れないようにしましょう。

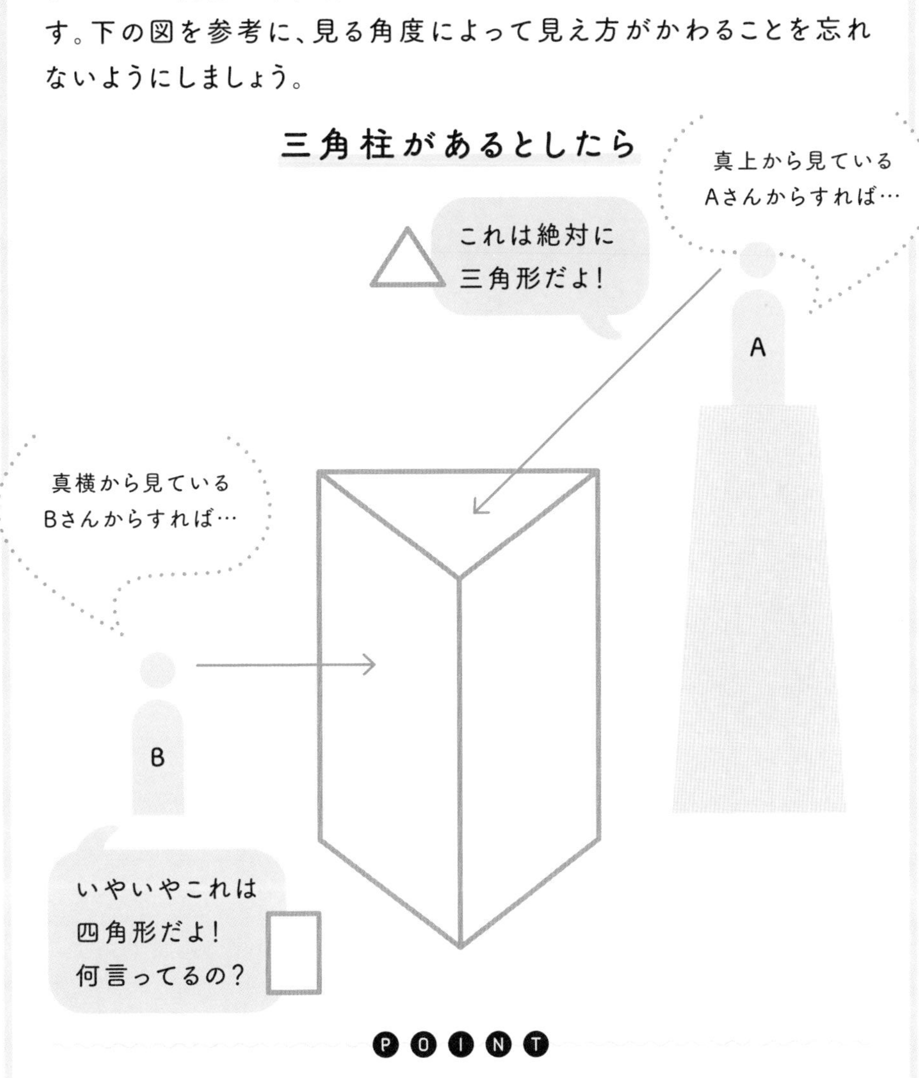

POINT

「自分の立場からするとこう見えるけど、相手からは違うものに見えているのかもしれない」という前提があれば、「絶対に○○に決まってる!」や「何言ってるの?」などの発言も自然と出てこなくなると思います。

case 28

仕事で自分を否定されてばかり

きみの「意見」だけを否定しているのかも

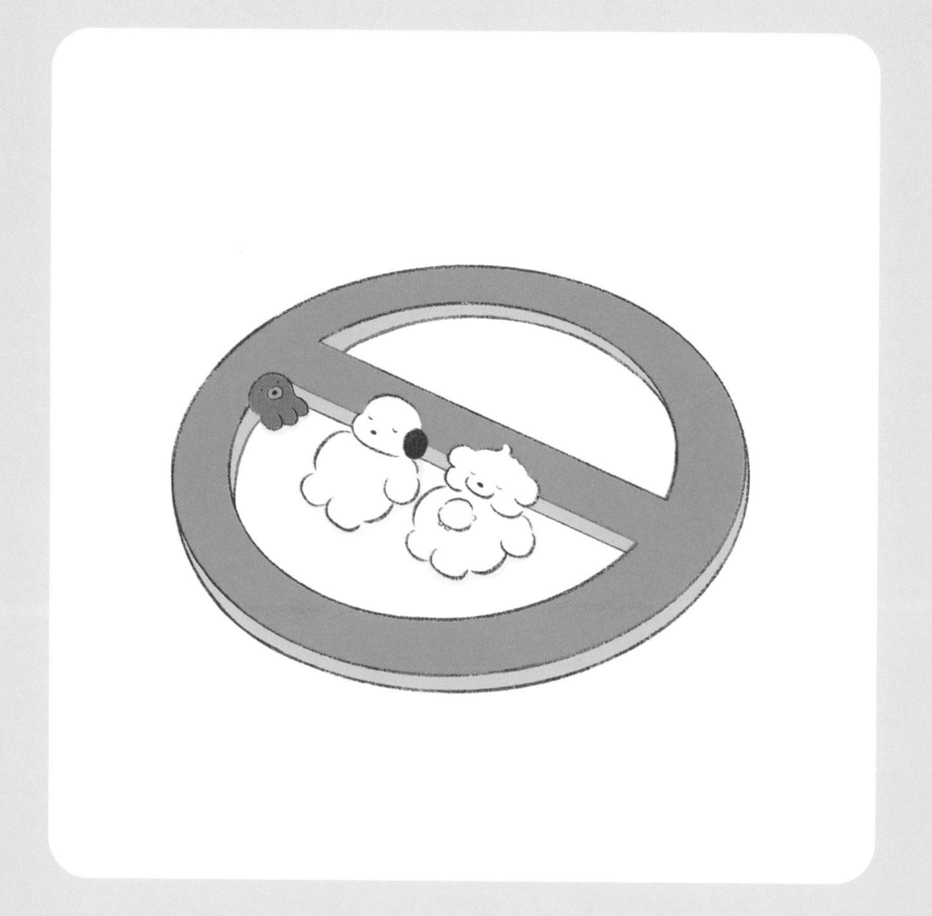

反対意見はあなたの人格否定ではない

立場や考え方が違う人が意見を出し合う場では、自分の意見に否定的な人がいるのは当然です。**仕事の場での反対や否定は、あくまで「相手の意見」に対するもの。意見を述べた人の人格を否定しているわけではありません。**

こうした原則を、おそらく頭ではわかってはいるはず。それでもつらく感じるのは、反対意見を「よい意見を言えない自分は責められている」「自分の至らない部分を指摘されている」などと受け止めてしまうからではないでしょうか。

自分自身を否定されたと感じると、つい自己弁護をしたり黙り込んだり。こうした行動によって場の空気が悪くなり、自分も自信を失っていく……という悪循環にもつながりかねません。

反対意見にはふたつの種類がある

大前提として知っておきたいのが、反対意見には大きく分けて2種類あるということ。ものごとを前進させる要素が含まれる「建設的な意見」と、ダメ出しをしておしまいの「単なる批判」です。

たとえば「そのアイデアは現実的じゃないよ」は、否定しているだけ。でも、「そのアイデアは予算がかかりすぎるよ。規模を縮小できないかな？」には、元の意見の問題点を具体的に指摘し、改善するための提案が含まれていますよね。
「予算がかかりすぎる」という指摘は否定的に聞こえますが、実は「規模の縮小」という提案を述べるための前フリにすぎません。そして新しい角度からの提案は、最初に出されたアイデアをよりよくするためのものであることが多いんです。
「反対意見＝人格否定」のように感じやすいのは、ダメ出しを多くされてきたからかもしれません。まずは、すべての意見を建設的なものと受け止めてみる。それでも疑問を感じるものについては、「建設的意見？　単なる批判？　今のはどっち？」と考えましょう。
日頃から心がけたいのは、建設的な意見のやり取りを経験すること。よいディスカッションを重ねることで、他人の発言の意図を正しくキャッチする力が身についていくと思います。

「単なる人格否定」はスルーしてよし

相手の発言が建設的な意見なのかどうか判断に迷ったときは、本人に聞くのがいちばん。「現実的ではないというのは、どの部分のことですか？」など、ストレートに質問してみてください。
適切な答えが返ってきたら、その意見を受け入れましょう。でも、相手がモゴモゴしているだけの場合は、単なる批判だったということ。気にせずスルーすることが、自分の心を守る近道です。

WORK

建設的な意見から学ぶ

1～3の順に作業し、自分の糧となりそうなアドバイスを見つけてみましょう。

1 批判的な発言の内容を思い出します。

［例］自分がしたことに対して、「そんな方法だから、うまくいかない」と言われた。

2 1を建設的な意見と受け止め、相手の発言の意図を考えます。

［例］効果的な方法を教えてくれようと思って言ったのではないか。

相手の意図がわからなかった場合

自分の行動の理由を説明したうえで、発言の意図を尋ねます。

［例］「私は時間短縮のために、あの方法がよいと思いました。それではうまくいかないと考えた理由を教えていただけますか？」

3 2への答えから、自分の成長のために学べることを考えます。

［例］自分が思いついたこと以外のよい方法を知り、視野を広げることができた。

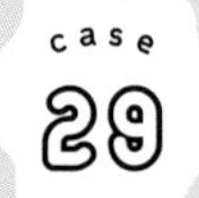

つらくても人に頼れない

ひとりで生きている人は どこにもいないはず

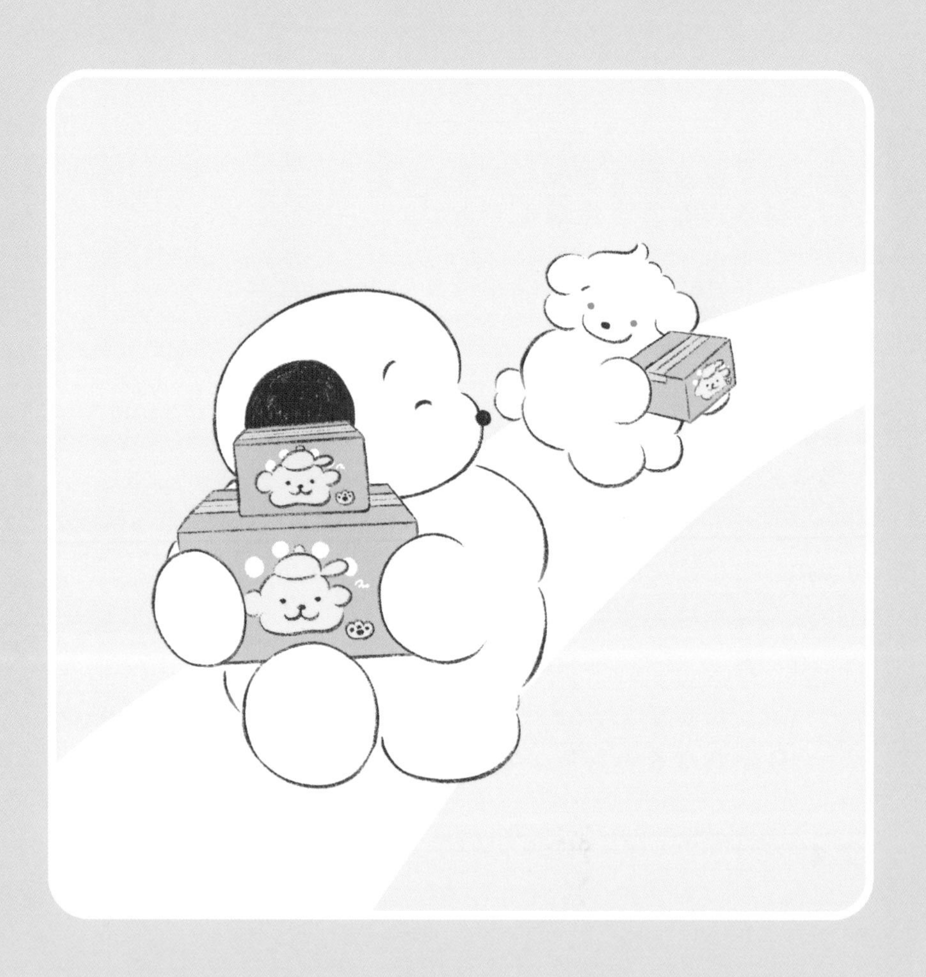

人は必ずだれかに頼って生きている

ほとんどの人は、他人に頼ることも必要だと知っています。それでも頼れないのは、甘えたり頼ったりすることを「いけないこと」と感じるからでしょう。厳しく育てられたり、責任感が強かったりする人は、こうした気持ちが強い傾向があると思います。

でも、人はひとりでは生きていけません。お店で買う野菜だって、それを育てる人や、店まで運ぶ人がいなければ手に入りません。それなら自給自足を！　と自力で野菜を育てたとしても、土を耕すときに使う農器具を作っている人がいます。**私たちは、すでにたくさんの人に頼りながら生きているんです。**

相談したことを後悔しないために相手を選ぶ

とはいえ、頼りたくて相談したときに思うような反応が返ってこないと、がっかりしてしまうもの。「わかってもらえないなら話さなければよかった」と後悔することもあります。

こうした後悔を防ぐためには、どうするか？　答えは、とてもシンプル。相談する際、適切な相手を選べばいいのです。

私たちはつい、身近にいる人に相談しがちです。でも本当は、事前に相談相手を考える必要があります。**人選のコツは「自分が求め**

る反応をしてくれそうな人」を選ぶことです。

たとえば、ただ悩みを吐き出したいなら聞き上手でアドバイスはしない人、反対に、適切な助言がほしいならアドバイスをくれそうな人が適任。適切な相手を選べば、つらいときは躊躇なく人に頼ることができるでしょう。

遠慮のハードルを下げて人の力を借りる

他人に頼れない人は、自分から頼みごとをするのも苦手な傾向があります。たとえば期日までにやりきれないほどの仕事を抱えていても、「手伝って」と言い出せない。「皆忙しいから、甘えてはいけない」と思ってしまうわけです。

でも、「皆忙しい」というのは事実でしょうか？　実は、自分の思い込みであることも多いのです。なぜなら、キャリアや経験によって、その仕事をこなすスピードや能力が違うからです。

まずは、**自分の心の中にある「遠慮のハードル」を下げてください。**「忙しいに決まっている」「頼まれたくないはずだ」などと決めつけず、勇気を出して「少し手伝っていただくことはできますか？」と聞いてみましょう。

頼られることは、人の役に立つことでもあります。頼られた側が迷惑に感じるとは限りません。むしろ後輩や同僚が困っていることを知ったら、「助けたい」と思う人も多いのではないでしょうか。

WORK

相談相手を上手に選ぶ

1～3の順に作業し、相談したことを後悔しないような相手を探しましょう。

1 相談したいことを挙げます。

［例］仕事でミスをした。

2 相談する目的や、自分が求めている相手の反応を考えます。

［例］今はアドバイスを受け入れる心の余裕がないので、ただ話を聞いてほしい。

3 身近な人の中から適任だと思う人を3人挙げ、それぞれについて適任だと思った理由を考えます。

［例］

適任だと思う人	理由
Aさん	今日は話を聞くだけでいいから、と言いやすい
Bさん	いつも聞き役に回ってくれる
Cさん	ときどきアドバイスされるけれど、ほぼ聞き役に回ってくれて批判しない

POINT

3人挙げるのは、相談相手を慎重に考えるためと、相手との都合が合わなかったときに備えるためです。

case 30

もっと仲よくなりたいのに…

「見せてもいい」自分を選んで、チラ見せしよう

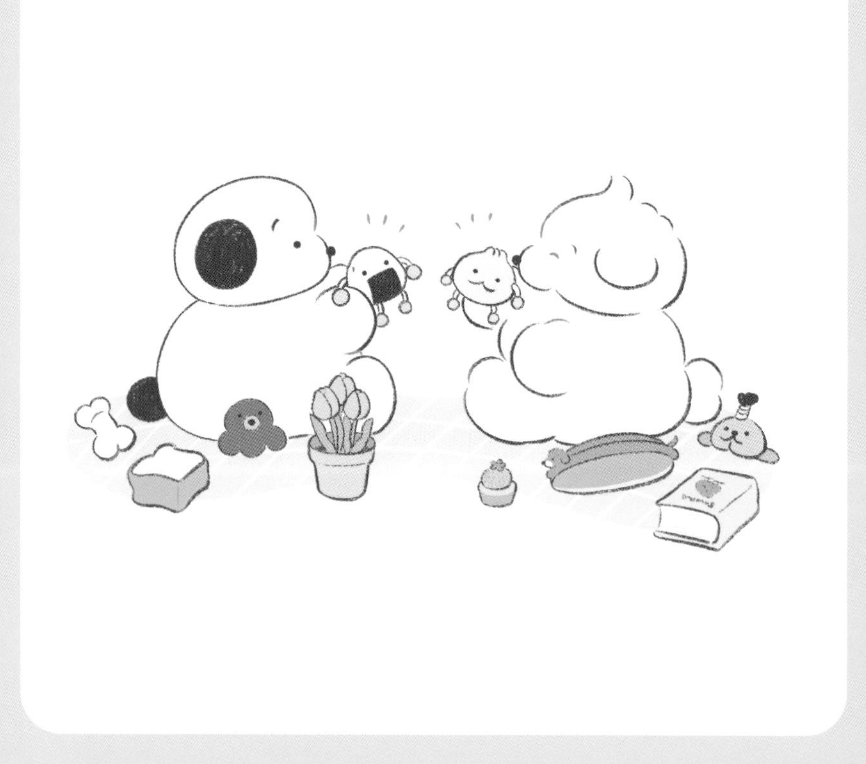

フランクな時間を意識的に設けてみる

仕事上のおつきあいであっても、仕事の話しかできない関係は息苦しいことがあります。少し肩の力を抜いて接することができれば一緒にいることがラクになるし、仕事にもよい影響が出るはずです。

他人との距離を縮めるための第一歩は、相手に興味をもつことです。そのために有効なのが、**シリアスな時間とは真逆の時間を共有すること。**シビアな商談中に、「課長の趣味はなんだろう？」なんて考えは浮かびませんよね？　でも仕事のあと、最寄り駅まで一緒に歩いているときには、ふと聞いてみたくなったりする。こうした「ふわっとした軽い興味」が、相手との対話のきっかけになります。

それとなく個人的なことをチラ見せする

私は研修などで講師を務める際、受講者に渡す資料にQRコードを記載しています。コードをスマホで読み取ると、私の自己紹介をまとめたブログが表示されるようになっています。

自己紹介では、「ロードバイクにハマっている」など、趣味についても触れています。ビジネス用の自己紹介に個人的なことまで書くのは、「人としての自分」にも興味をもってもらうためです。

これまでの経験や現在の活動など、「公」の部分だけでは、つかみが弱い。雑談をする機会に恵まれても話題に困り、「今日の研修、すばらしかったです」「はあ、恐れ入ります」で終了。その後の打ち上げでも1ミリも距離が縮まりません。

これに対して、自分に関することは雑談のネタとして最適です。「ロードバイクが好き」という材料から、相手は私の人となりをぼんやりイメージすることができるし、たとえ相手が普通の自転車にしか乗らなくても、会話のとっかかりにすることはできるからです。

無理のない範囲で自己開示をコントロール

人との関係を深めるためには、「興味をもち→対話する」というプロセスが欠かせません。対話のきっかけづくりには、相手のことを聞くより、自分のことを少し話してみるのがおすすめです。

よく知らない相手の場合、質問に対する反応を予測することができません。たとえば、ガッチリした体格だから……と「何かスポーツをなさるんですか？」と聞いたとします。相手はそんな質問にうんざりしていて「いいえ」としか言わないかもしれない。反対に、「ボディビルにハマっていまして。おすすめのプロテインは……」なんてマニアックな話を振られ、対応に困る可能性もあります。

こうした不測の事態を避けるためには、自分から話題を提供するのが確実です。話題選びや自己開示の範囲をコントロールすることもできるので、たとえ短時間でも会話は弾みやすいでしょう。

WORK

自己開示の範囲を決める

1～2の順に作業し、無理なくコミュニケーションをとる準備をしましょう。

1 これから話そうとしている相手が、
自分について知らないことをできる限り考えます。

2 1のうち、
相手に話してもいいと思えるものに丸をつけます。

［例］

大阪府出身	アニメ好き	母子家庭
寝る前にお祈りをする	好きな女性がいる	兄と妹がいる
実はケチ	野球が好き	趣味は盆栽

POINT

「ジョハリの窓」をイメージすると考えやすいこともあります。ジョハリの窓とは、自己開示とコミュニケーションをスムーズに進めるためのヒントとなる心理モデルです。右図のうち、自分が知っていて、他人が知らない「秘密の窓」を広げるイメージで自己開示をするとよいでしょう。

	自分が知っている	自分が知らない
他人が知っている	開放の窓	盲点の窓
他人が知らない	秘密の窓	未知の窓

case 31

休みたくても仕事を休めない

休める環境を整えるのも立派な仕事のひとつだよ

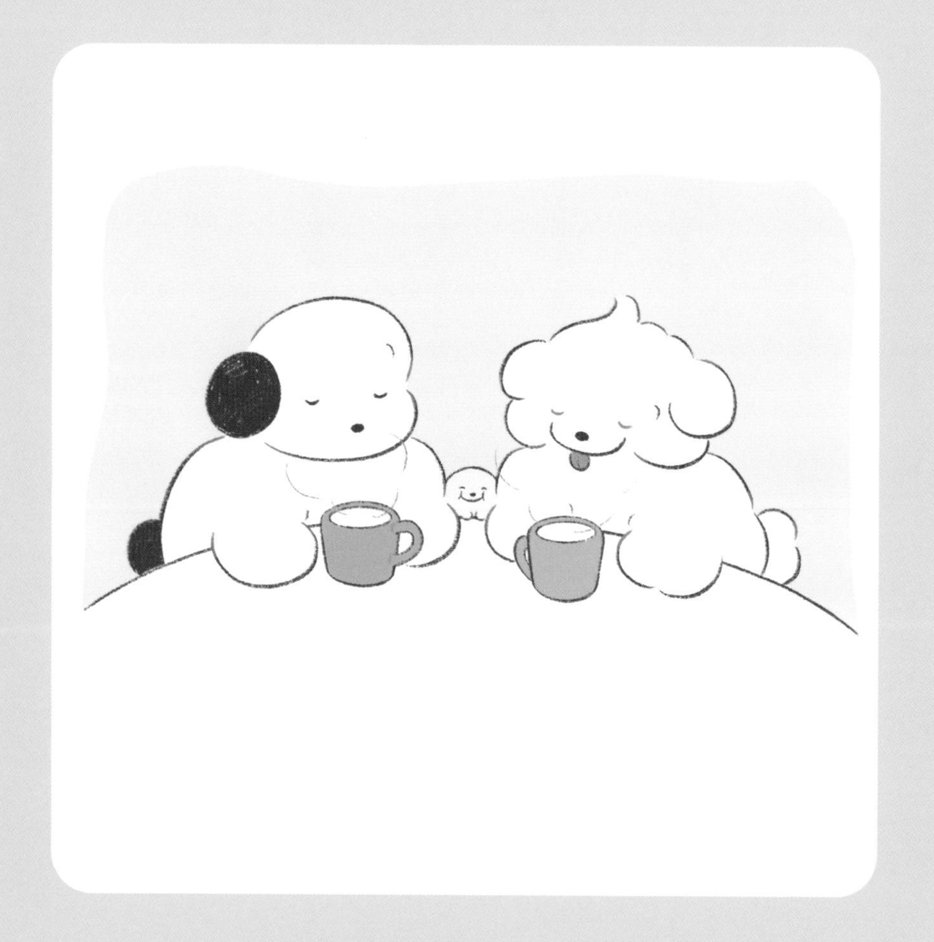

休むことは働くことと同じレベルで大事

「自分がいないと仕事が回らない」「会社に迷惑をかけたくないから」と、仕事を休めない人がいます。でも、どんなに元気でやる気満々の人でも、休まずに走り続けることはできません。

スタミナ切れを起こさないためにも、リフレッシュするための休暇や疲れすぎる前の休養は、働くのと同じレベルで大切です。それなのに、「休む＝悪いこと」のように感じるのはなぜでしょう？

仮に、仕入れも販売もひとりでこなす個人商店であれば、自分が休むと店を開けることはできません。しかし、会社の場合は、たとえ社長が入院しても会社は営業できます。こうしたことが可能なのは、**特定の人に頼るのではなく、チームの力で仕事を進める仕組みがあるからです。**

だから、休むことに罪悪感を覚える必要はありません。計画的な休暇なら事前に仕事を調整しておく、体調不良で急に休まなければならないときはできるだけ早く連絡するなど、周りの負担を軽くするための配慮をすれば十分です。

「ひとりでやり抜く」より「複数人で前進」

「休めない人」には、ふたつのタイプがあると思います。タイプ1が、目の前の仕事だけに注目し、「自分がやったほうが早いから・うまくできるから」と仕事を抱え込みがちな人。

結果的に「自分しか知らないこと」が増えるので、当然、休むと仕事に支障をきたします。そして、迷惑をかけたことで自分が落ち込む……という悪循環に陥るわけです。

このタイプの人は、仕事を回す「仕組み」に目を向けましょう。チームとして仕事を回すことを意識し、日々の仕事に、個人プレイだけでなくチームプレイも取り入れることを心がけてみてください。

タイプ2が、過剰に責任を感じる人。実際には、自分が休んでも仕事は滞っていないのに、「迷惑をかけたに決まっている」と気に病んでしまいます。

でも、考えてみてください。**同僚が休んだとき、あなたはその人に「迷惑をかけられた」と思いますか？**　おそらく、そんなことはないはず。少し仕事が増えたとしても、あたりまえのように同僚の分も担うのではないでしょうか。

ということは……？　あなたが休んだときも、周りは迷惑をかけられたとは思っておらず、あたりまえのこととして、あなた分の仕事もこなしてくれる、と考えても間違いではないと思います。

会社から求められているのは「自分にしかできない仕事」をやり抜くことではなく、ほかのメンバーと協力、連携して仕事を進めること。ほかの人に任せても仕事が滞らないための準備をしておけば、安心して休めるようになるでしょう。

WORK

責任の範囲と仕事の進め方を整理する

1～3の順に作業し、自分が仕事を抱え込みすぎないようにしましょう。

1 手がけている仕事について、自分の責任の範囲はどこまでか考えます。

[例] プロジェクトの資料を来月までに完成させる。

責任の範囲があいまいな場合

上司や先輩に、自分が与えられた仕事の責任はどこまでかを確認します。

[例] ここまでが私の担当だと認識しているのですが、それでよろしいでしょうか。

2 1の仕事に遅れが出た場合、「期日までに終わらない」と判断する基準を決めます。

[例] 締め切り1週間前の段階で、8割完成していなければ間に合わない。

3 2の状況を避けるために、前もってできることを考えます。

[例] 締め切り2週間前の段階で上司のチェックを受け、フィードバックを反映する。

case 32 仕事で評価されずやる気が出ない

まずは「自分のため」に働くと、景色がかわるかも

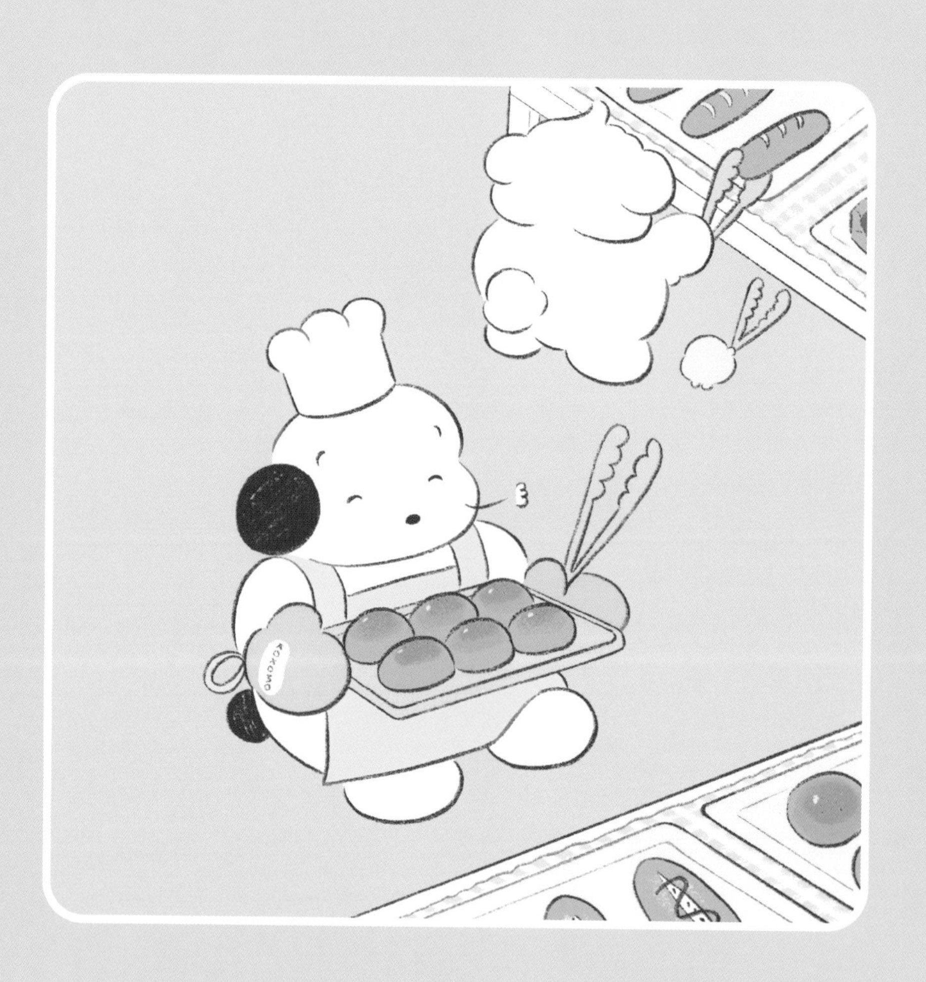

他人にどう評価されるかは「結果」でしかない

組織で働く以上、上司の評価から逃れることはできません。評価される側から見れば、納得できないこともありますよね。そんなとき、次のように考えてみるのはどうでしょうか。

仕事に対する評価は、「結果」でしかありません。上司が何を見てどう感じるかは、上司自身以外にはコントロール不能です。もちろん「もっときちんと評価してほしい」と期待するのは間違いではありません。しかし、上司をかえることにエネルギーを使うよりも、自分の考え方をかえるほうが現実的ではないでしょうか。

仕事の目的は社内で評価されること？

私も、上司に評価される立場です。もちろん、よい評価をしてもらえたらうれしいし、昇給するかも……なんて期待も生まれます。でも、だからといって「上司のための仕事」をするのは違うんじゃないかな、と思っています。

私自身が、なぜこの仕事をしているんだろう？　と考えると、答えははっきりしています。看護師として、病気や障がいのある人の助けになりたいからです。今であれば、精神疾患のある人やそのご家族が、自分らしい生活を送れるようにサポートすることがケアの目的です。つまり、上司に認められることではないんです。

自分の頑張りを上司が認めてくれないと、モチベーションが下がることもあるかもしれません。でも、だからといって**「上司に認めてもらう」ことにばかり意識が向いてしまうと、仕事の目的を見失い、次第にやりがいも感じられなくなってしまいます。**

上司からの評価はいったん棚上げし、仕事の目的を再確認してみましょう。働く意味を掘り下げることは、自分の仕事の価値を知ることにもつながるはずです。そうなると結果的に仕事のパフォーマンスが上がり、上司があなたを認めてくれるはずです。

目的をかえれば仕事の捉え方はかわる

とはいえ、働く意味をどのように掘り下げていくのか。見当がつかない人は、次の話を参考にしてください。

「イソップ寓話」に、3人のレンガ職人の話があります。「何をしているんですか？」と尋ねると、3人はそれぞれこう答えます。

「レンガを積んでいる」「家族を養うための仕事をしている」「歴史に残る大聖堂をつくっている」。

同じ仕事でも、目的によって受け止め方がかわってくるということです。仕事の目的を深掘りすることによって、上司から頑張りを認めてもらうための働き方ではなく、本来のあなたの仕事の価値に向かう働き方に立ち戻れるのではないかと思います。

WORK

自分の仕事の価値を考える

1～2の順に作業し、自分の仕事の価値を再確認しましょう。

1 自分が取り組んでいる
仕事の内容を具体的に挙げます。

2 1について、「私は〇〇（仕事）をしている。その結果、〇〇（誰が）、〇〇（価値）を得られている」という形で、仕事のもつ意味やその目的を考えます。

例

取り組んでいる仕事	仕事のもつ 意味やその目的
営業事務	書類の作成や資料の準備をしている。その結果、営業担当者は、事務作業を削減することができ、お客さんに対して適切な商品を紹介する十分な時間を得られている。

POINT

考えても浮かばない人は、ネットで検索をするのもよいでしょう。たとえば「書類整理　目的」「会議運営　目的」などと検索すると、客観的な視点からの考えを参考にすることができます。

case 33

人にきらわれるのが怖い

みんなに好かれている人なんて、いるのかな？

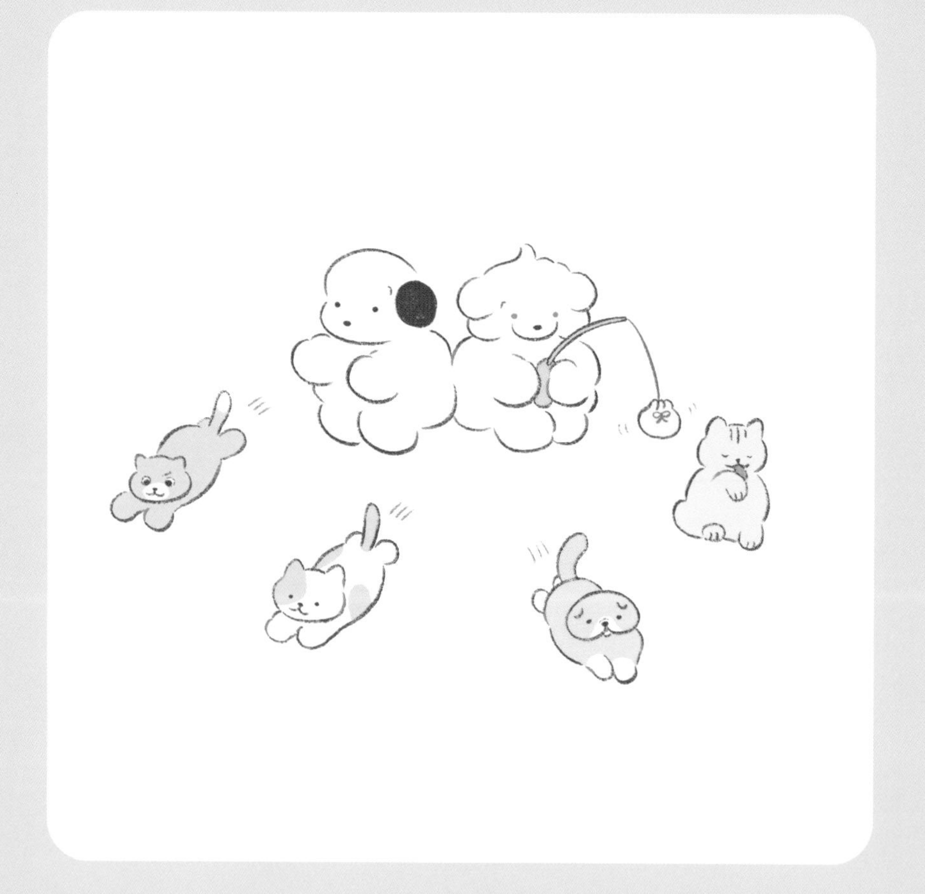

「みんなに好かれている」先には何がある？

それなりに親しくしている友人はいるけれど、一緒にいてもなんとなく疎外感を覚えたり、自分に期待されている役割を演じてしまったり。自分ばかり気をつかっているように感じて、なんだか損をしているような、疲れるような……。

こんな気持ちに悩まされるのは、すべての人に好かれようと頑張っている自分がいるからかもしれません。もちろん相手のことを考え、思いやりをもって接するのは大切なこと。ただし度が過ぎると、どんどん苦しくなってしまいます。

好かれたいんじゃなくてきらわれたくない

ではなぜ、それほど人に好かれようと頑張ってしまうのか。それは、「“きらわれたくない”の裏返し」という側面があるのではないかな？　と思います。**「好かれる」ことより「きらわれないこと」に意識が集中しているのかもしれません。**

たとえば、自分は人の悪口を言わなくても、他人の陰口が耳に入ることはあります。また、SNSを見れば攻撃的なコメントも目につきます。

ネガティブな情報に触れるうちに、自分もだれかに同じことをされているかも……なんて気持ちが生まれることもありそうです。そうなると、きらわれることへの恐れから、「皆から好かれる自分でありたい」という思いが強まっても不思議ではありません。

でも実際には好ききらいがあるとはいえ、「この人は好き」「この人はきらい」とすっぱり分けられる人は多くないはず。好きになれない相手のことも「自分とは合わないだけで、悪い人というわけじゃない」と受け止め、きらいになるところまではいかないことが多いのではないでしょうか。

自分を苦しめる理想は手放す

少し思い切りが必要かもしれませんが、「皆に好かれること」を手放してみてはどうでしょう。悲しいことですが、どんなにすばらしい人格のもち主でも、自分を好きになってくれない人は現れます。

魚の食べ方ひとつとっても、お刺身が好きな人もいれば焼き魚が好きな人もいます。食べものに好ききらいがあるように、人にも気が合う人・合わない人がいるのが普通です。

「皆に好かれる」なんて、かなり無理をしないと実現しないと思います。生ものが苦手でも、「新鮮だからおいしいよ」と言われたら頑張って食べるかもしれません。でも、それってすごく苦しいことですよね。それよりも、無理せずにつきあえる人たちとよい関係を築くことを目指したほうがいいと思いませんか？

WORK

「無理なくつきあえる」相手探し

1〜3の順に作業し、無理なくつきあえそうな相手を探すヒントにしましょう。

1 これまで、だれかと共感できたときに感じたことを考えます。

［例］ うれしい、楽しい、心地よい。

2 1のような気持ちになったときは、どんな人とどのような関わりをもっていたか考えます。

［例］

どんな人	関わり方
同じアニメが好きな人	盛り上がって話す
幼なじみ	お互いに相手の話をよく聞く

3 2のような関わり方を増やすために、今できることを具体的に挙げます。

［例］

- アニメの聖地巡礼ツアーに参加して、同じ趣味で盛り上がれる人を探す
- 気のおけない友だちとゆっくり時間を過ごす

case 34

仕事が終わらなくて気が重い

ゴールを目指すより まずは一歩を踏み出そう

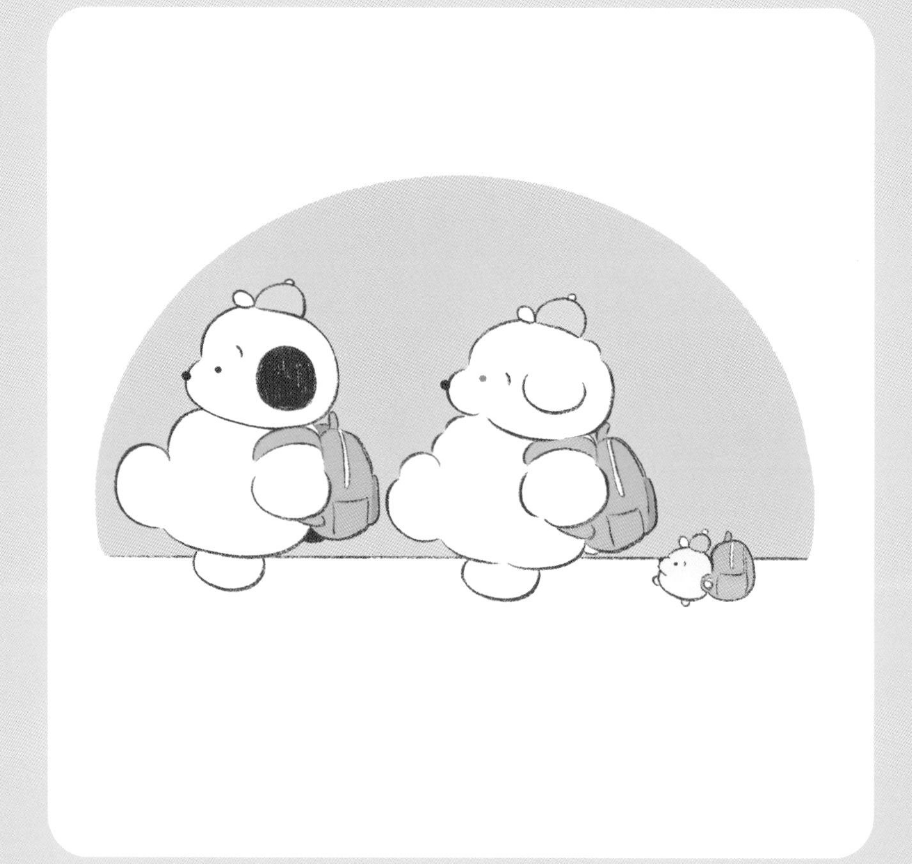

小さな仕事も積もれば「終わらない仕事」に

「仕事がたまって終わらない」という現象は、日々の小さな業務の中で起こりがちです。たとえば、業務日報や交通費の精算。心当たりがある人も少なくないのではないでしょうか。

業務日報は、その気になれば5分ほどで書けます。でも、忙しくて疲れていたり、仕事のあとに約束があって急いでいたりすると、「明日まとめて書けばいいや」などと思うこともあるでしょう。

そして気がつくと、何日分もたまっている！ その日のうちなら記憶を頼りに書けるけれど、数日前のものは手帳やメモを確認しなければなりません。先送りにするほど作業が増え、それに比例してストレスも大きくなっていきます。

ストレス解消のため、仕事帰りにカラオケへ。熱唱するうちに気分が軽くなり、来てよかったな、と思うでしょう。でも翌日会社に行くと、まったく減っていない仕事の山が自分を待っている……。

ストレスケアより課題の解決が必要なときも

たまった仕事に悩まされているときに有効なのは、気分転換ではなく「課題を解決するための行動」です。カラオケで発散しても、課題が残っている限り、ストレスからは逃れられないからです。

課題の解決に役立つのは、とにかく仕事に手をつけること。「仕事が終わらない」と悩んだり、効率よく進めるための作戦を考えたりするより、「すぐできること」を始めるほうが有効です。

この時点で、たまった仕事を終わらせることを考える必要はありません。まずは取りかかることが、課題解決への第一歩なのです。

仕事開始のハードルを下げる工夫をしてみる

人の気持ちは、行動によってかわります。2〜3分だけ散歩するつもりで外に出たけれど、歩きはじめたら気分がのってきて30分散歩しちゃった、なんて経験は、多くの人がしているはずです。

だから仕事も、気が乗らなくても取りかかることが大切です。とっかかりは、「簡単な書類を1枚仕上げる」でもいい。始めさえすれば、ため込んでいた数日分の書類を一気に仕上げることができた、なんてことも起こるんです。

仕事を始めやすくするためには、しかけも大切です。たとえば営業メールなら、空き時間に音声入力で要点をメモしておく。あとの作業がラクになるため、仕事開始のハードルがぐっと下がります。

私のしかけは、自宅の仕事机にはパソコン以外のものを置かないこと。仕事に取りかかりやすくなる効果は確実です。ただし私の場合、机の上のかわりに、床に大量のものを置いてしまうクセが……。仕事の効率と比例して、家族に叱られるリスクも高まっています。

HINT

問題解決に役立つ行動を探す

問題に直接働きかける役立ちそうな行動のアイデアをリストアップしました。自分に合いそうなやり方があれば取り入れましょう。

仕事

- タスクを細かく分ける
- 思いをだれかに話し、仕事をこなす順序を整理する
- 「とりあえず5分だけ」のつもりで書類作成に取りかかる
- すぐにパソコンを立ち上げられるるようスリープモードにしておく
- 付箋にやるべきことを書いて、終わったらはがしていく

家事

- 好きな音楽やラジオを聴きながらやる
- 一度に家中を掃除しようと思わず、小さいスポットから取り組む
- 便利グッズを取り入れてみる
- ご褒美においしいお菓子を用意しておく

勉強

- いつもと違う場所で勉強してみる
- 得意な科目から着手する
- 時間を細かく区切ってタイマーをセットする
- 友だちと進捗を報告し合う

case 35

苦手な人とのつきあいが疲れる

好きにならなくてもいい 疲れない関わり方を探そう

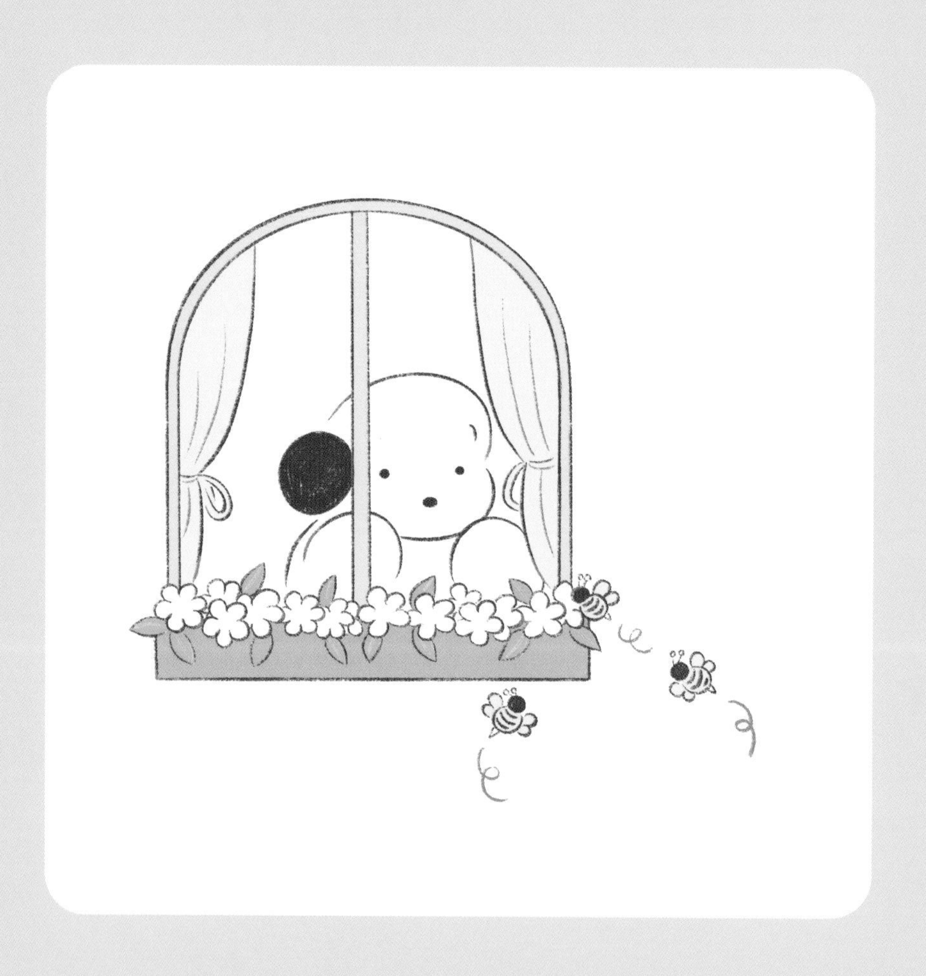

「相手を軸」にしているから疲れてしまう

この人苦手かも……なんて気持ちがあると、相手に対して過剰に気をつかいがちです。たとえば、おしゃれが大好きな同僚が苦手だったとします。休憩などで一緒になったときの話題は必ずファッションのことで、興味のない自分は話を合わせるだけで疲れる……。

それでも波風を立てないように、腫れ物にさわるような対応をしてしまう。その気疲れから、「なぜ自分ばかり気をつかわなければならないんだ！」なんて不満も生じるでしょう。その結果、苦手意識がますます強まっていくのかもしれません。

好き・きらいの感情があるのは、人間にとってあたりまえのこと。そのことに罪悪感を覚える必要はありません。「もう大人なんだから、相手に合わせてちゃんとおしゃべりすればいいのに。それができない自分って……」なんて、おかしな反省をしなくてもいいんです。自分が疲れないためには、**苦手な人に合わせるという、「相手を軸」にした行動から抜け出しましょう。**

苦手な相手との関わり方のパターンを用意

では、苦手な人とは、どのようにつきあえばいいのでしょうか。結論としては、距離をおくのがいちばんです。

ただ、そうしたくても難しい……ということも少なくないと思います。そういった場合は、自分の心に負担のかからない、割りきった関わり方を心がければよいのではないでしょうか。

仕事相手なら、挨拶をして必要事項を伝え、雑談はなし。プライベートの知り合いなら、話しかけられたら5分だけつきあう、メッセージが来たら用件だけ返信する。

人として失礼がない態度であれば、これくらい割りきってしまってもまったく問題ありません。あらかじめ、**無理なくできる行動パターンをいくつか決めておき、その役割に徹するようにしてみましょう。**

淡々と、「普段の自分」を保つために

中には、苦手意識が暴走して、苦手な人の悪口を周囲に言いふらしてしまったり、あからさまな意地悪な態度をとってしまったりする人もいるかもしれません。

こうしたことも相手を軸にして「普段の自分」を失ってしまうために起こります。苦手な人にむやみに気をつかう必要もなければ、むやみに否定する必要もないことに気づくようにしましょう。

相手がだれであっても、普段の、ありのままの自分でいること。そしてそういう自分を「これでいい」と思うことが、自分を大切にするということだと思います。

HINT

「普段の自分」でいるためのチェックリスト

苦手なタイプの人と関わるとき、相手を否定したり、逆に気をつかいすぎてしまったりしないよう、自分の言動を確認しましょう。

相手を否定しないためのチェックリスト

- 言葉づかいはていねいに
- 謝罪や感謝の言葉はきちんと伝える
- 必要なことに関しては、相手の話をきちんと聞く
- 露骨に冷たい態度をとらない
- 第三者に、相手の悪口を言わない
- 相手に不快感を与える発言は避ける
- 相手の立場や気持ちを尊重する

気をつかいすぎないためのチェックリスト

- 相手に合わせられなくても自分が劣っているとは思わない
- 無理に話を合わせようとしない
- 相手に気に入られたいという気持ちで動かない
- 相手の前で自分を取り繕わない

POINT

上記以外にも「人としてあたりまえのことができているか」という観点で、自身の言動を振り返ることがおすすめです。

あとがき

2022年9月。この本の編集を担当してくれた小向佳乃さんから、書籍出版の依頼をメールでいただきました。テーマは、少しでも心が明るくなれる気分の切り替え方や、新しい考え方のコツなどをたくさんちりばめた本。精神疾患の診断はされていないけれども、それゆえに心の疲れに気づけない、あるいはどう対処していいのかわからない。そんな苦悩をもっている人が「これならできそう」と思えるページや、自由に読んでもらえる内容を目指している、ということでした。

私は次のような返信をしました。「自分を大切にすること、そして大切にされる存在だと気づくこと。こういうことが本当に大事な時代になったと思います。気づかないうちに傷つき体験を重ねると、自分を大切に扱うことを忘れてしまいます。最近は、嫌なら逃げればいいと断言する人もいますが、逃げられない、あるいは今、自分は逃げなきゃいけない状態だと気づけない。でも“自分は大丈夫なんだろうか？”という違和感は抱えている。その段階にある人は、私たちの身近にもたくさんいらっしゃいます。そういう人たちにも届く本になるといいですよね」と。

利用者さんとして私の訪問看護を受けている人に、診断までの経過を聞くことがあります。そのときに思うのは、ある日、急に症状が現れるのではなく、心の疲弊が積み重なり、生活に支障をきたすということです。稀に急性症状が現れる人もいますが、症状が落ち着いてから話を聞くと、それまでの心の疲弊が積み重なった結果だったりします。

そういう現場の経験から、長年私が考えていることがあります。それは、自力でどうにかできるうちにメンタルヘルス対策を講じれば、精神疾患の予防は可能ではないかということです。「もし、ここで1カ月でも休職していたら」「もし、友人と距離をとる行動をしていたら」など、そんなことを考えることがあります。もちろん、すべての人にそれが当てはまるわけではありません。対策したとしても精神疾患に罹患することもあるだろうし、心の疲弊が回復していかないこともあるでしょう。しかし、主体的に取り組んだ予防策が、まったくの無力というわけでもありません。少しでも「大丈夫な私」を取り戻すプロセスが、そこにあるからです。

小向さんからのメールをいただいたとき、このようなことを考えながら、長年の課題の一端を本書で担えるのではないかと思い、すぐに承諾しました。そして一から内容を考えて書く時間の確保が難しい私に、取材形式の進め方を提案してくれました。オンラインで、小向さん、ライターの野口久美子さんからの質問に私が答える。それを原稿にまとめ、加筆修正したのが本書です。

私自身、雑誌の対談やWEBメディアなど、取材形式での誌面に携わった経験はあるのですが、一冊の本を取材形式でつくるというのは初めてでした。でも、これがすごくよかった。何がよかったかというと、ひとりで執筆しているときは読者が疑問に思うことを私が想像するのですが、何に疑問をもつのか。その見当がつかないこともあります。また、私の想像と、読者の想像が「大きくずれているかも」という不安から、「素人目で見て、率直な意見をください」と、編集者の力を借りることも多いのです。そのときの生みの作業。これが非常に苦難です。

今回は真逆で、疑問に思うことを質問形式で投げかけてくれる。それに対して応答し、具体化していきました。もちろんすべて即興で答えられるものばかりではありません。下調べも必要ですし、取材で答えたあと、「ちょっとここのニュアンスが違ったな」と思ったところは、あとで修正する。そういう作業も必要でした。

また、ワーク作成に煮詰まったときには、ひとりで考えるのではなく「この場面では、どのような気持ちになりそうですか」とおふたりに尋ね、その応答をもとに作成しました。そのワークも、何パターンか作ってみて、どれがいいかを検討したり、作り直したりもしました。これらの試行錯誤。私ひとりの力では、最後までやり遂げられず挫折していたのではないかと思います。

原稿を読みやすい形にまとめるのを手伝ってくださったライターの野口さん。まとまらない私の話を根気よく聞いてくださり、テーマを具体化してくださった小向さん。そして本文が9割完成した段階で、そのテーマに合わせた温もりを感じる挿絵を描いてくださった穂の湯さん。こうして本書は、硬さを少しでもゆるめられる世界への道標となりました。皆さま、本当にありがとうございました。心から感謝いたします。

本書が少しでも多くの読者に届き、人生をゆるめられる一助になれば、著者としてこれ以上うれしいことはありません。

小瀬古 伸幸

小瀬古 伸幸

1977年生まれ。精神科認定看護師。WRAPファシリテーター、Family Work Practitionerの資格も保有。2019年4月、全国に13カ所ある訪問看護ステーションみのりの統括所長に就任。現在は家族支援に力を注ぎ、メリデン版訪問家族支援を実践している。また、YouTube「TOKINOチャンネル」ではメンタルヘルスの情報を積極的に発信中。著書に『精神疾患をもつ人を、病院でない所で支援するときにまず読む本“横綱級”困難ケースにしないための技と型』（医学書院）がある。

穂の湯

イラストレーター。かわいい犬や人のイラストがSNSを中心に注目を集めている。

参考文献

- 伊藤絵美（2020）『セルフケアの道具箱 ストレスと上手につきあう100のワーク』晶文社
- 伊藤絵美（2022）『世界一隅々まで書いた認知行動療法・認知再構成法の本』遠見書房
- 大野裕、田中克俊（2017）『保健、医療、福祉、教育にいかす 簡易型認知行動療法実践マニュアル』きずな出版
- 小瀬古伸幸（2019）『精神疾患をもつ人を、病院でない所で支援するときにまず読む本“横綱級”困難ケースにしないための技と型』医学書院
- ジェリー・ミンチントン（2013）『うまくいっている人の考え方 完全版』ディスカヴァー・トゥエンティワン
- Testosterone（2021）『大人も気づいていない48の大切なこと キミの心をラクにするかんたんなヒント』学研プラス
- 堀越勝（2015）『ケアする人の対話スキルABCD』日本看護協会出版会

STAFF

デザイン MOAI（岩永香穂）
DTP G-clef
校正 安部いずみ
編集協力 野口久美子
編集 小向佳乃

人生(じんせい)をゆるめたら自分(じぶん)のことが好(す)きになった

2023年2月22日　初版発行

著　小瀬古(こせこ) 伸幸(のぶゆき)
イラスト　穂の湯(ほのゆ)
発行者　山下 直久
発行　株式会社KADOKAWA
〒102-8177　東京都千代田区富士見2-13-3
電話 0570-002-301(ナビダイヤル)
印刷所　凸版印刷株式会社

[お問い合わせ]
https://www.kadokawa.co.jp/(「お問い合わせ」へお進みください)
※内容によっては、お答えできない場合があります。
※サポートは日本国内のみとさせていただきます。
※Japanese text only

定価はカバーに表示してあります。

Printed in Japan
ISBN 978-4-04-897538-4　C0011